発達障害の子の
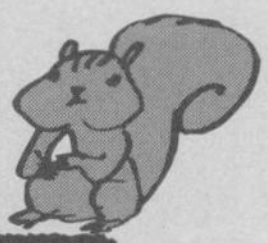
「励《はげ》まし方」がわかる本

監修
関西学院大学文学部
総合心理科学科教授
有光興記

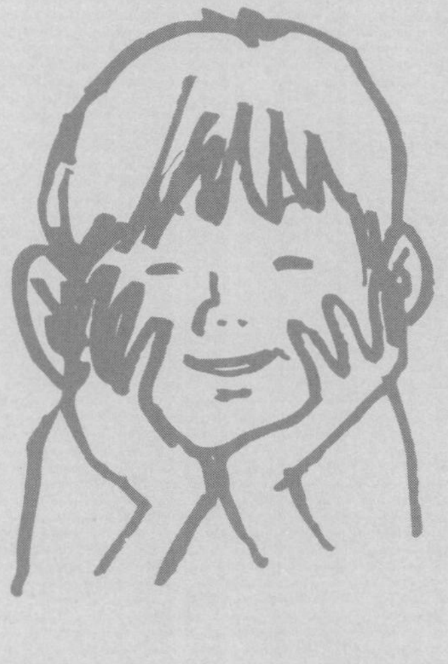

健康ライブラリー
スペシャル

講談社

まえがき

発達障害（発達症）の子は傷つきやすく、落ちこみやすいものです。でも親や先生が「大丈夫」「元気を出して」などと元気づけようとしても、その言葉が通じないことがあります。

彼らにはさまざまな特性があり、ほかの多くの子や親、先生とは違うことで悩んだり、失敗したりしているからです。彼らは人の助言を聞いて努力してもうまくいかない場合が多く、相手も自分も信じられなくなっていきます。ただ「大丈夫だよ」と声をかけても、その子が「この人はなにもわかっていない」と感じるのは当たり前。励まし方の工夫が必要です。

そこでこの本では、発達障害の子を４つのステップで励ましていく方法を紹介します。

ステップ１は、子どもの話を聞くこと。親や先生が「元気を出して」と声をかけることよりも、子どもの話を聞き、周囲の人からも情報を集めて、その子がなにに困っているのか、理解することが先です。

発達障害の子のもつ独特の悩みへの理解が少し進んできたら、ステップ２。子どもの話に「そうだね」と、共感や理解を示す言葉をかけます。子どもは考えを整理でき、また「この人は自分の話を聞いている」と感じて安心します。子どもの失敗のなかには、一部「できていること」が必ずあります。その小さな成功をすくい上げ、言葉にすることも大切です。

考えが整理でき、自分にもできていることがあると気づいた子は、意欲をもちはじめます。そこでステップ３。子どものチャレンジをうながします。言葉で「できているよ」と言うだけでなく、実際に体験させることで、子どもの自信を育てていきます。そのとき、すぐにできそうな目標を示すのがポイントです。子どもが無理なくスモールステップで成長していけます。

そこまでくれば十分に励ませていますが、ステップ４でさまざまな考え方を教えると、子どもは多少失敗しても自分で自分を励ましながらがんばっていけるようになります。小学校高学年から中学生になり、考える力が育ってきた子におすすめのステップです。

この４ステップで発達障害の子を本当の意味で励ませるようになります。この本を参考に、親子でぜひとりくんでみてください。

関西学院大学文学部
総合心理科学科教授
有光　興記

発達障害の子の「励まし方」がわかる本

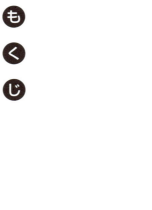

もくじ

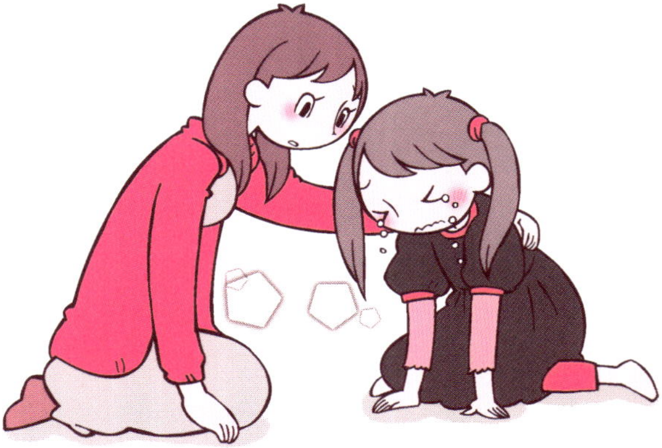

まえがき……1

なぜ励ますことが必要なのか　「失敗」や「不安」に意識が向きやすい……6

どんな励まし方が必要なのか　子どもも大人も「できていること」に注目する……8

プロローグ　傷つき落ちこみやすい子どもたち……9

ケース①　空気が読めなくて笑われるのがつらいAくん……10

ケース②　友達が減ってしまい、ひとりぼっちのBさん……12

ケース③　いつもなにかを心配していて消極的なCさん……14

ケース④　こだわりが強すぎて不安になってしまうDくん……16

ケース⑤　大きな音が苦手で学校行事を嫌がるEくん……18

発達障害の子の落ちこみ方　ささいなことを大問題だと感じてしまう …… 20
発達障害の子の励まし方　4つのステップで励ましていく …… 22
▼コラム　医療機関にかかるのはどんなとき？ …… 24

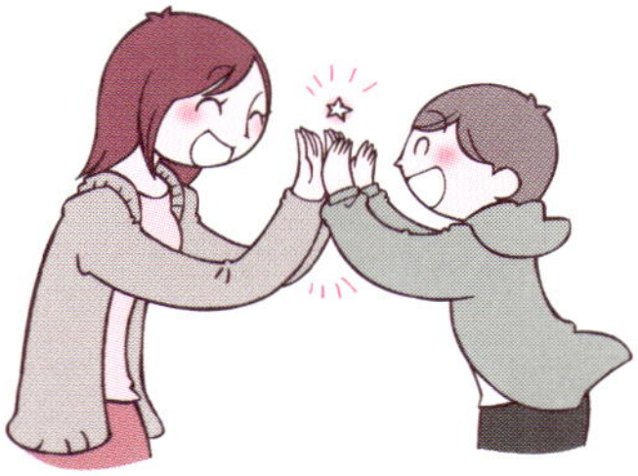

ステップ1　最初は「話を聞くこと」が励ましに …… 25

◆子どもを励ますステップ1　まずは子どもが苦しんでいるわけを考える …… 26
子どもの思いを理解する　発達障害の子の不安の強さを知っておく …… 28
子どもの思いを理解する　子どもの不安のタイプを考える …… 30
親はどうやって話を聞くか　とにかく子ども本人の話を聞いてみる …… 32
親はどうやって話を聞くか　子どもと自分の「気持ちの波」を意識する …… 34
親はどうやって話を聞くか　落ち着かないときはひとまず場所を変える …… 36
◆Q&A　子どもが何度も同じことを聞き、安心したがる場合は？ …… 38
先生はどうやって対応するか　子どもが参加できることを徐々に増やしていく …… 40
先生はどうやって対応するか　苦手な子も参加できるように配慮する …… 42
▼コラム　親と先生はどのように連携をとればよいか …… 44

ステップ2　落ち着いてきたら「言葉かけ」を……45

◆子どもを励ますステップ2　言葉かけは落ち着いて話せるようになってから……46

言葉かけの基本　「心配だね」と共感の言葉をかける……48

言葉かけの基本　「そうか、～なんだね」と子どもの気持ちを代弁する……50

言葉かけの基本　「～はできていたね」と、成功を言葉にする……52

言葉かけの基本　「～してみたら?」と、次にできそうなことを伝える……54

◆Q&A　過去の失敗をどうしても引きずってしまう場合は?……56

言葉かけの注意点　理屈だけでなにもかも解決しようとしない……58

言葉かけの注意点　「悩んでもいいんだよ」と言っておく……60

▼コラム　子どもが言葉の意味を意識しすぎる場合は……62

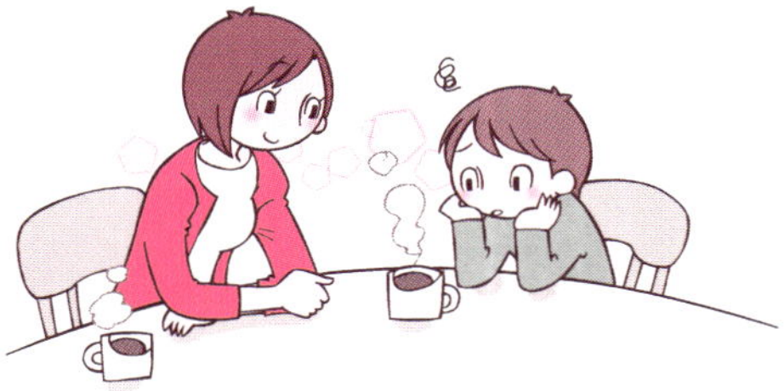

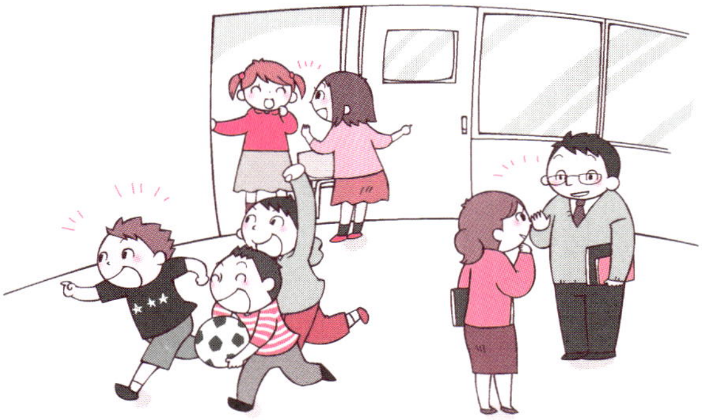

ステップ3 「できる」を増やして不安をやわらげる …… 63

◆子どもを励ますステップ3 目標を示して、子どものチャレンジを応援する …… 64
チャレンジしやすい環境づくり 子どもを手伝いすぎずに成長をそっと見守る …… 66
チャレンジしやすい環境づくり もともと得意なことにチャレンジしてもらう …… 68
チャレンジしやすい環境づくり 成功しそうなイメージを子どもに伝える …… 70
チャレンジしやすい環境づくり 子どもが「やりたくて」「すぐできる」ことを目標に …… 72
チャレンジしやすい環境づくり 目標の調整や、次の目標設定を手伝う …… 74
◆ケース別の対応例 5人の子の成功へのステップ …… 76
チャレンジをあと押し 簡単なことでもとりくめたら即座にほめる …… 80
チャレンジをあと押し 子どものよいところを3つ探してほめる …… 82
▼コラム 子どもをほめることに本当に効果はある？ …… 84

ステップ4 自分を励ます「考え方」を教えていく …… 85

◆子どもを励ますステップ4 最後には自分で自分を励ませるように …… 86
自分自身への思いやり 「結果にとらわれない考え方」を教える …… 88
ストレスへの対処 ストレスの受け止め方を伝える …… 90
強すぎる不安への対処 前向きなキーワードで切り替える …… 92
失敗の乗り越え方 やってみて結果を確かめていく …… 94
ポジティブシンキング 「誰とならうまくいく？」と考えてみる …… 96
▼コラム 思考トレーニングは子どもにもできるのか …… 98

なぜ励ますことが必要なのか

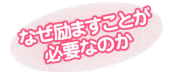

「失敗」や「不安」に意識が向きやすい

発達障害の子には苦手なことが多く、いろいろと失敗してしまいがちです。
そのうえ、失敗して落ちこんだとき、つらい気持ちを人に相談することも得意ではありません。
ひとりで不安を感じ、苦しんでいるのです。

1 発達障害の子が、家庭や学校でいろいろと失敗し、自信を失って落ちこんでいるということがよくあります。ふさぎこむ子をみて、親や先生は心配します。

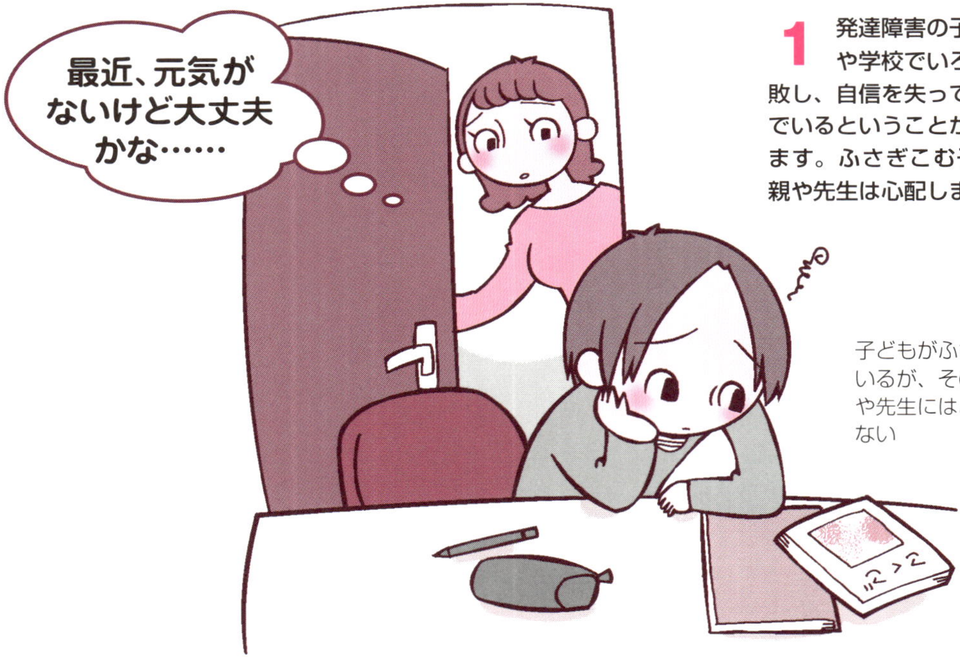

子どもがふさぎこんでいるが、その理由が親や先生にはよくわからない

2 しかし、どんな失敗をして、どんなふうに感じているのか、子どもが自分から親や先生に話そうとすることは、あまりありません。
（発達障害の子の落ちこみ方について、くわしくはプロローグへ）

3 そのような日々が続くと、親や先生は子どもを励まそう、元気づけようと考えて声をかけます。しかし、それでも子どもがなかなか元気になりません。

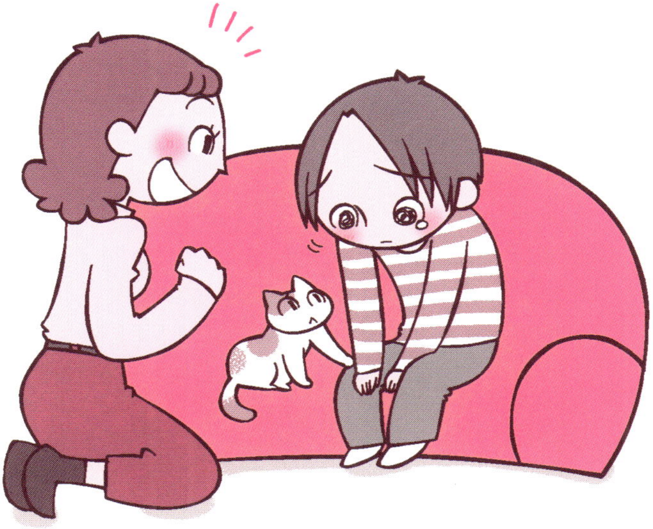
なにがあったのか
わからないけど、また
明日からがんばれば
いいじゃない。
ファイト!

親は一生懸命、わが子を励まそうとするが、子どもの表情は曇ったまま。不安をぬぐいとることができない

POINT

発達障害の子は、無理解な環境では失敗をくり返し、その記憶にとらわれてしまうことがある。失敗をおそれ、不安を感じて、なにごとにも消極的になっていく。

4 親や先生の対応が悪いわけではありません。ただ、発達障害の子の感じている不安は親や先生が思っている以上に強く、通常の励ましが伝わりにくいのです。

5 言葉を尽くしても子どもが立ち直れない場合には、別の対応も考えていきましょう。子どもの話を聞くこと、不安に共感を示すことも、ひとつの励ましになります。（子どもを励ますためにできることは、ステップ１～２へ）

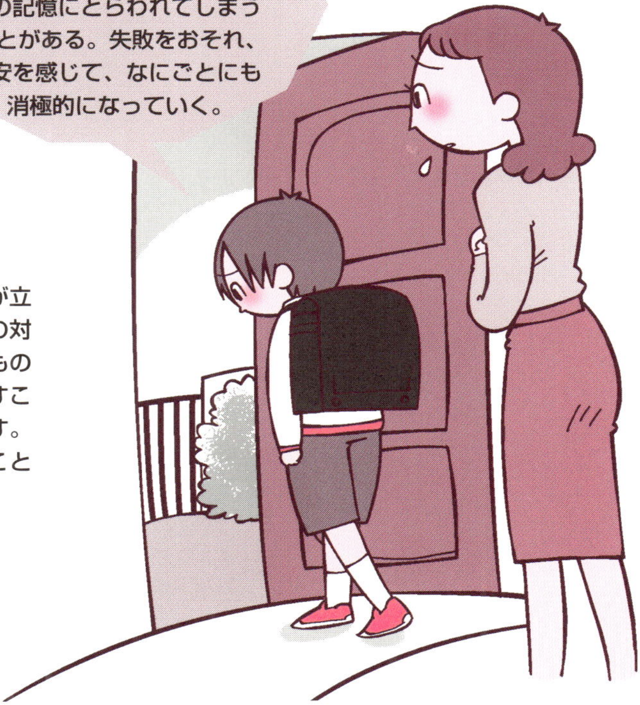

どうにかしたいと思うのだが、かける言葉がない。つらそうに出かける子をただ見送ることしかできない

次のページへ続く

どんな励まし方が必要なのか

子どもも大人も「できていること」に注目する

落ちこんでいる子どもの話を聞き、声をかけることも大切ですが、同時に、その子ができていることに目を向け、自信を育てていくことも大切です。自信が深まることで、失敗への不安はやわらいでいきます。

6 失敗が続いていると、子どもも大人もそればかり意識してしまいがちですが、じつはどの子も、失敗ばかりではなく、うまくできていることがあります。

7 落ちこんでいる子を励ますためには、その子がいますでにできていることに目を向け、それをベースにしてチャレンジしやすい環境を整えることが有効です。そのように多様な励まし方を、紹介していきます。（さまざまな励まし方について、くわしくはステップ３～４へ）

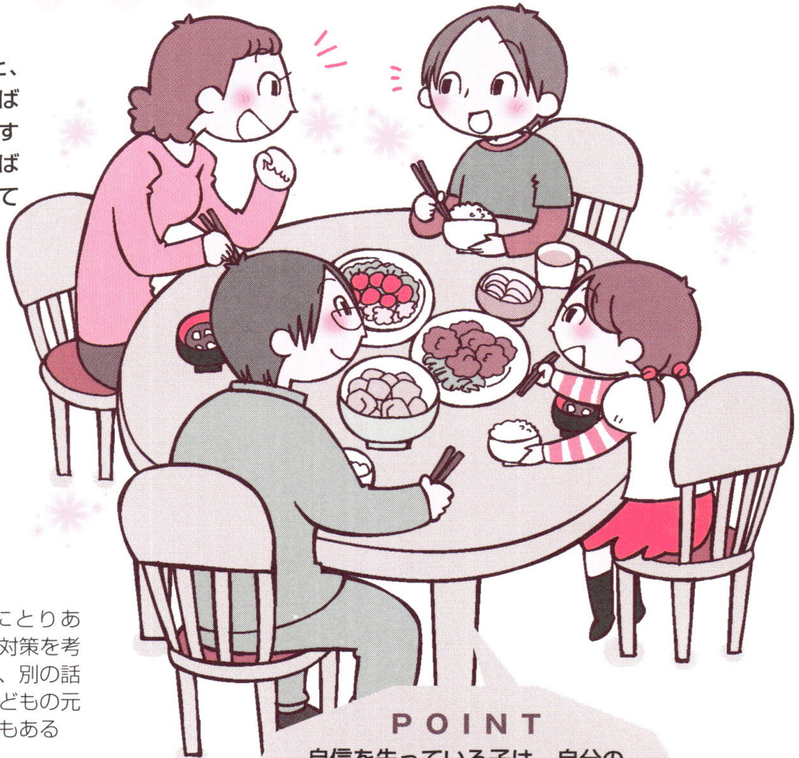

失敗をことさらにとりあげ、掘り下げたり対策を考えたりするよりも、別の話をするほうが、子どもの元気につながる場合もある

POINT
自信を失っている子は、自分の長所や成功していることになかなか気づけない。親や先生がそれを探し、子どもに伝えていくことが、その子を励ますことになる。

「できていること」に注目し、
子どもを励ます方法をみていきましょう！

プロローグ

傷つき落ちこみやすい子どもたち

発達障害の子どもたちの多くは、
ほかの大多数の子よりも傷つきやすく、
落ちこむと、なかなか立ち直れません。
子どもがどんなことを気にしているのか、
その独特の感じ方や考え方を
5つのケースで、みていきましょう。

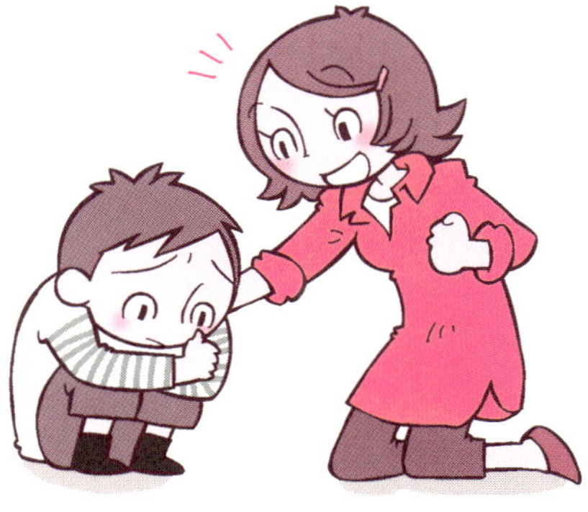

ケース①
空気が読めなくて笑われるのがつらいＡくん

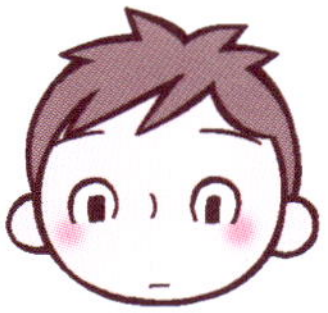

プロフィール

小学４年生の男子。マイペースな子で、なにごとも人に合わせるのが苦手です。学校のような集団生活の場では、そのせいでうまくいかないことがあります。背景にＡＳＤ（自閉スペクトラム症）の特性があるのですが、本人も親もまだ気づいていません。

1 小４くらいになると、多くの子は場の空気がある程度、読めるようになってきます。友達に笑われそうなこと、嫌がられそうなことなどを、自分からわざわざ言おうとはしなくなるのです。

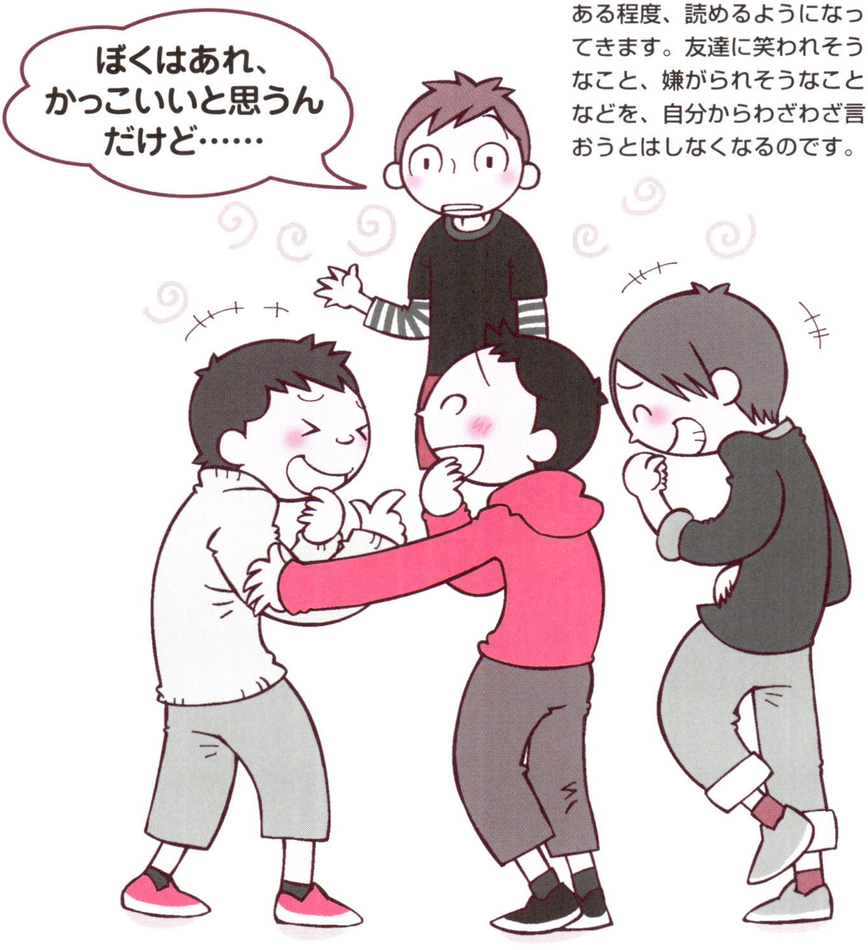

Ａくんは意見を素直に言うことが多く、それでときには友達に「ださい」などと笑われてしまうことがある

2 しかしＡくんは空気を読むのが苦手で、意見を聞かれると、自分の考えを素直に話す傾向があります。それは彼の長所でもあるのですが、小４の友達関係のなかでは、失敗につながってしまうこともあります。

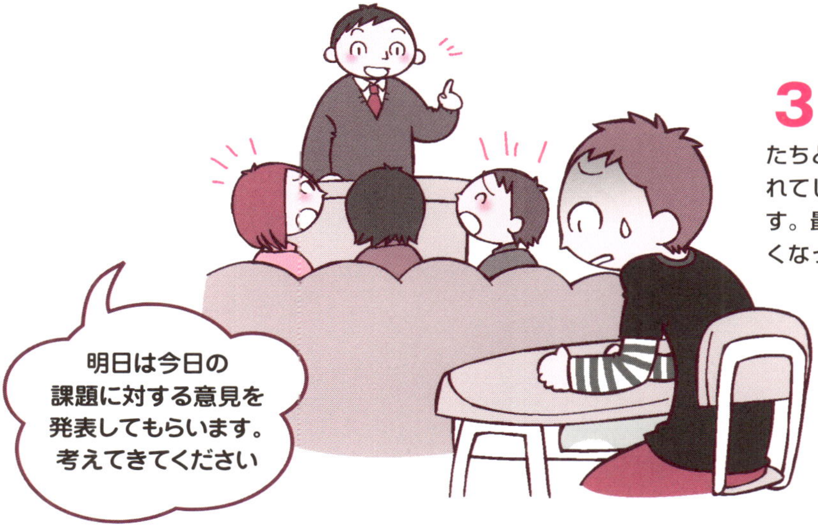
明日は今日の
課題に対する意見を
発表してもらいます。
考えてきてください

意見を求められると「また笑われる」「どうしよう」などと不安を感じる

3 授業でも、自分の意見を発表するとき、ほかの子どもたちとは違うことを言って、笑われてしまったことが何度かあります。最近では意見を言うのがこわくなってきました。

4 意見を発表しなければいけない日には、学校に行くのがこわくて、頭痛や腹痛がすることさえあります。親に励まされても、緊張や不安が消えません。ときには親に反発することもあります。

POINT

「大丈夫」「次はできるよ」などと根拠なく言葉をかけて励ますだけでは、なかなかうまくいかない。別の励まし方が必要に。

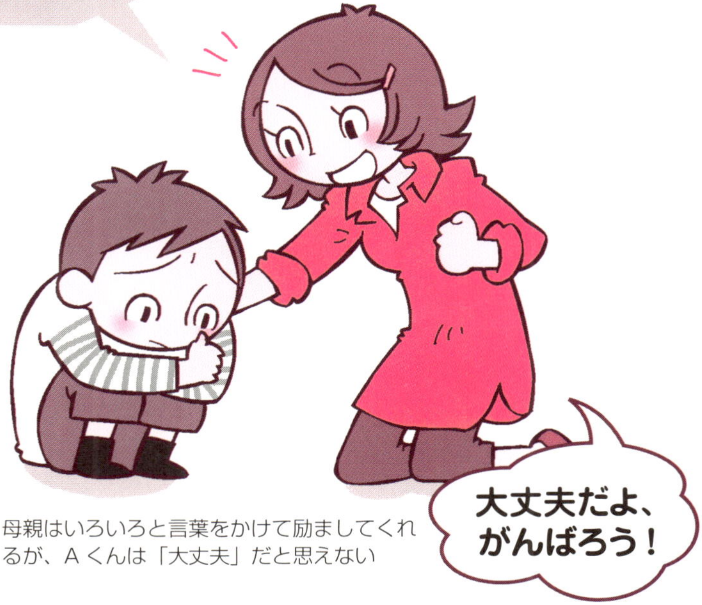
大丈夫だよ、
がんばろう！

母親はいろいろと言葉をかけて励ましてくれるが、Aくんは「大丈夫」だと思えない

Aくんへの対応

「大丈夫」と言葉をかけるよりも、Aくんの話を聞きましょう。発達障害の子の不安は、大人が思っている以上に強いもの。それを理解することが重要です。

→話を聞いて、不安のタイプを理解していきましょう（P28〜31）。間違えることをおそれているので、失敗へのフォロー（P56・P94）や得意なことへの注目（P68・P76）もひとつの励ましになります。

ケース②

友達が減ってしまい、ひとりぼっちのBさん

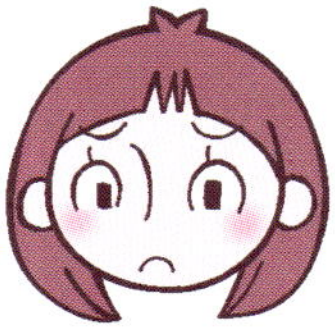

プロフィール

小学6年生の女子。ADHD（注意欠如・多動症）の特性があります。同級生と感情的なやりとりをしてしまうことが多く、悩んでいます。

1 Bさんは活発な子で、小学校低学年の頃は友達も多く、学校生活を楽しめていました。しかし小４くらいから、友達関係でうまくいかないことが増えてきました。

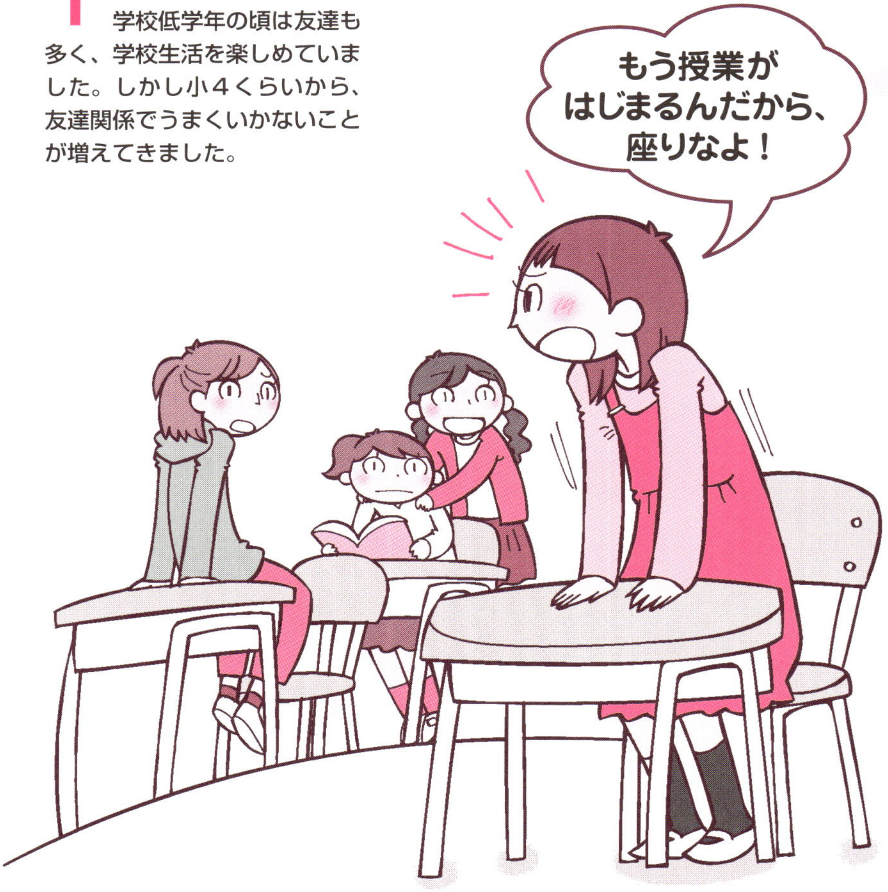

おしゃべりしている同級生に腹を立て、やや感情的になって注意する。相手に反発されてしまう

2 Bさんは思ったことを隠しておかず、はっきりと言うタイプ。気になることがあれば相手が同級生でもズバッと注意するため、言い合いになってしまうことがあります。学年が上がるごとに、そのようなトラブルが多くなってきたのです。

3 小６になったいまでは、友達が減ってしまい、クラスのなかで孤立するようになってきました。Ｂさん本人は「みんなが私のことを嫌っている」「ひどいクラス」などと言っています。

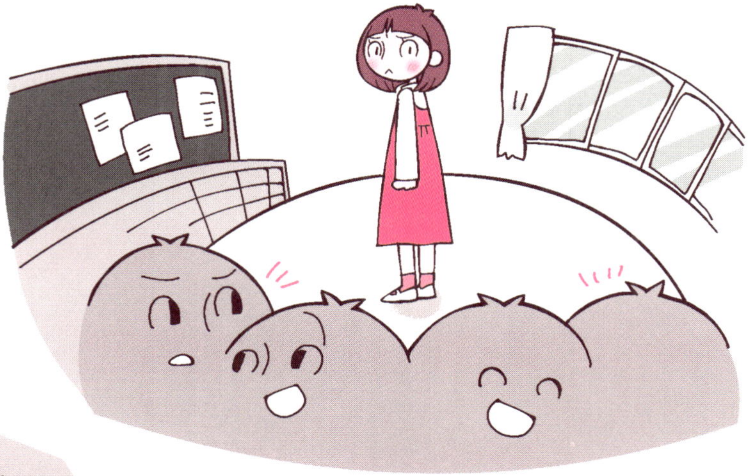

微妙なすれ違いをくり返すうちに、気軽に話せる相手がいなくなってきた

POINT

友達との感情的なやりとりが増えていくと、仲間はずれにされることや、ひどい場合にはいじめにあってしまうことがある。ただ声をかけるだけでは問題が解決しにくい。

4 母親は心配してＢさんに「みんなと仲良くしたら」などと声をかけますが、Ｂさんは自分は悪くないと感じていて、言い返したりします。状況がなかなか改善しません。

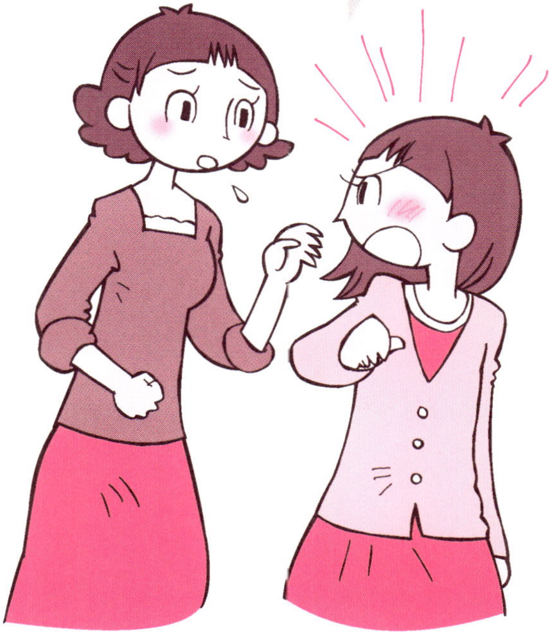

「みんなと仲良く」と言われると、Ｂさんは自分が否定されたように感じて、ますますイライラする

Ｂさんへの対応

Ｂさんのような子は、自分は悪くないと思いながらも、友達と仲良くしたいとも思っていたりします。友達との関係修復のためにできることを、親子で考えていきましょう。

→話を聞き（P32・P50）、目標を示す（P72・P77・P96）という対応で、友達付き合いを応援し、励ましましょう。Ｂさんが落ち着くまで待つこと（P34）も重要。学校の理解（P40）が得られれば理想的です。

ケース③ いつもなにかを心配していて消極的なCさん

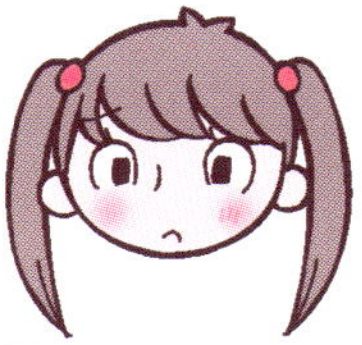

プロフィール

小学４年生の女子。心配性で、学校のテストや行事などで失敗するのではないかと、いつも心配しています。ＡＳＤの特性がありますが、本人も親もまだ気づいていません。

1 Ｃさんは、なにをするときにも「うまくいくかな」「よくないことが起きるかも」などと心配してしまいます。苦手で失敗することが多く、なにごとも不安でたまらないのです。

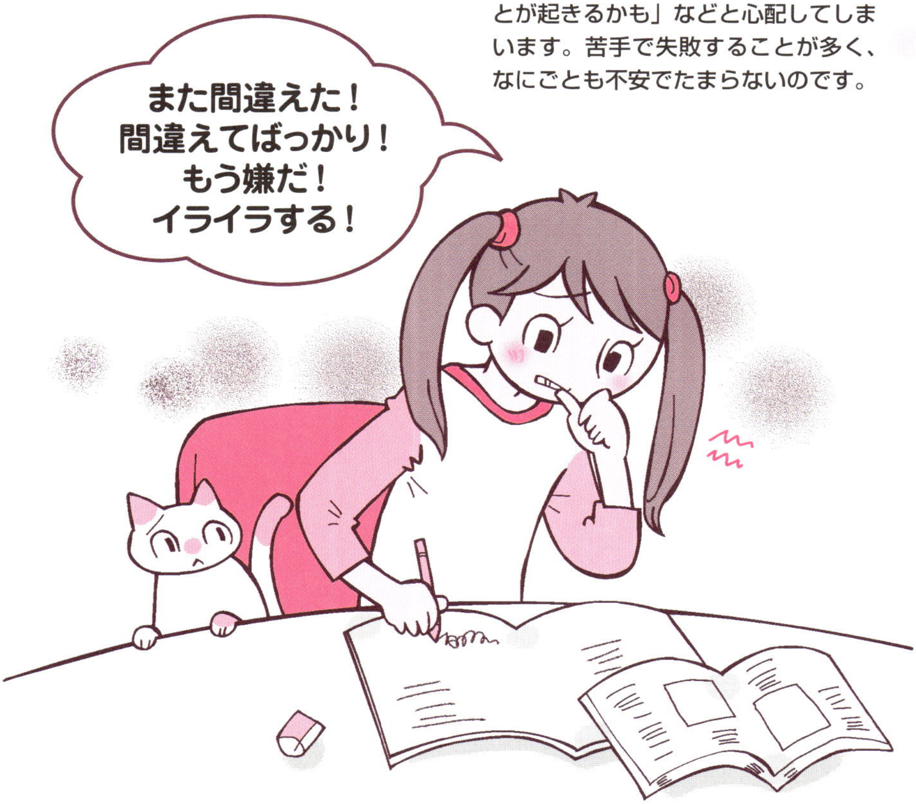
また間違えた！
間違えてばっかり！
もう嫌だ！
イライラする！

テストの前だからと考えて勉強をしていても、うまくいく気がしない。心配やイライラがつのる

2 とくにテストや学校行事など苦手なことでは、努力してもうまくいかないために、心配や不安をつのらせ、イライラしたり、親に泣きついたりしています。

3 心配性のＣさんは、とくに新しいものごとにとりくむときに、強い不安を感じます。習い事などを新たにはじめようとなると、心配でたまらなくなってしまうのです。

小４になって学校の勉強が難しくなってきたので、塾に通うことを検討しはじめたが、Ｃさんには心配事が増えてしまい、強いストレスに

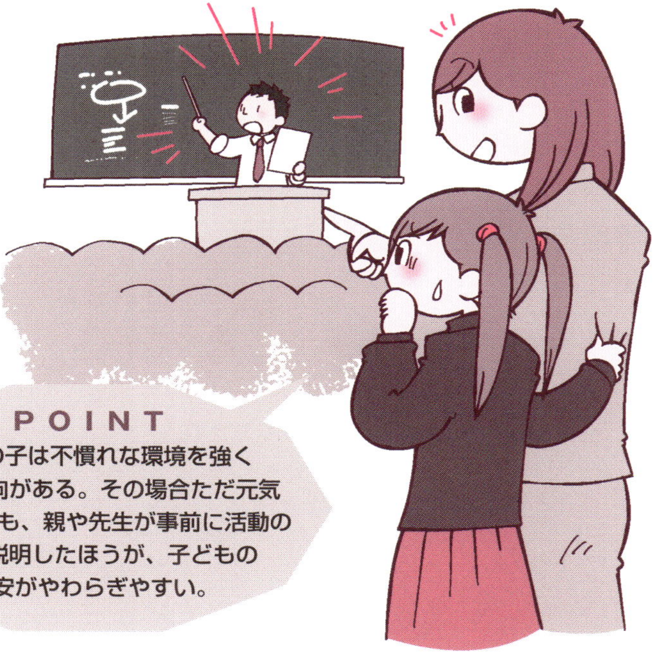

POINT
ASD の子は不慣れな環境を強く嫌がる傾向がある。その場合ただ元気づけるよりも、親や先生が事前に活動の詳細を説明したほうが、子どもの不安がやわらぎやすい。

Cさんへの対応

誰でも心配になるのだということを丁寧に伝えましょう。悩みを聞いてあげるのもよいのですが、いつまでも聞きすぎないように注意。時間を設定して聞くのがコツです。

→共感を示し、悩みを聞きましょう（P32・P48）。ただし時間は設定して（P60・P77）。それが適度な励ましになります。成功や安心のイメージを伝えること（P54・P70・P92）でも、心配はやわらぎます。

4 Ｃさんは心配をつのらせ、塾に通うことを嫌がり、学校行事に対しても消極的になってきました。親は心配していますが、どう声をかければよいか、わかりません。

テストや塾、行事、クラブ活動など考えることが多すぎて、たえられなくなってきた

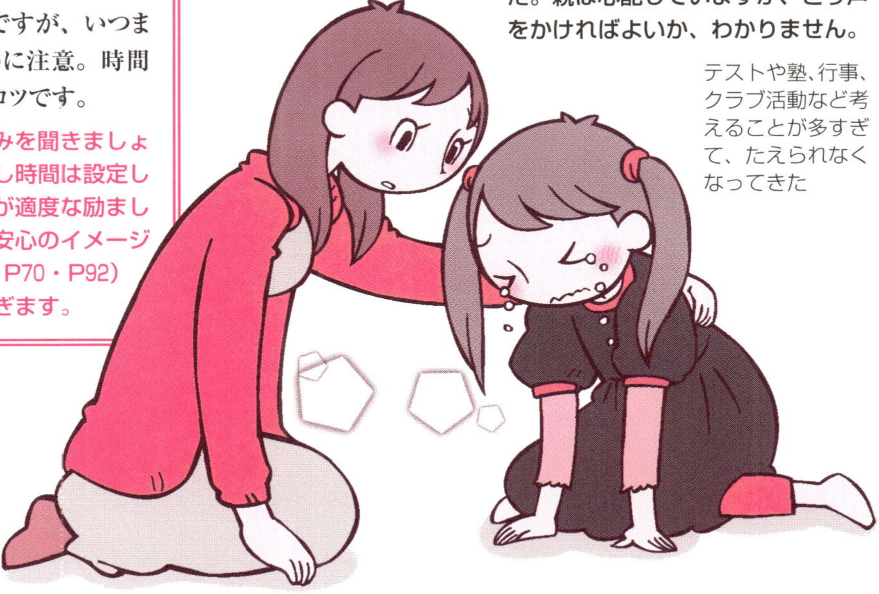

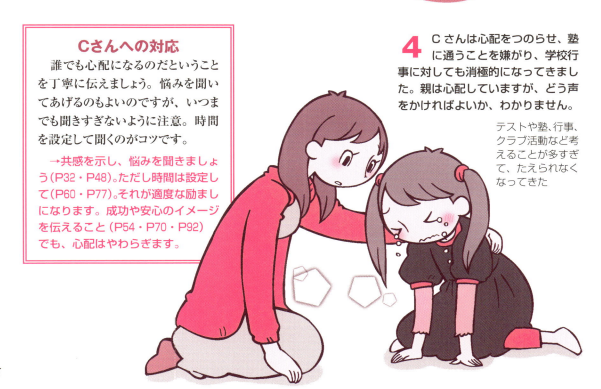

ケース④
こだわりが強すぎて不安になってしまうDくん

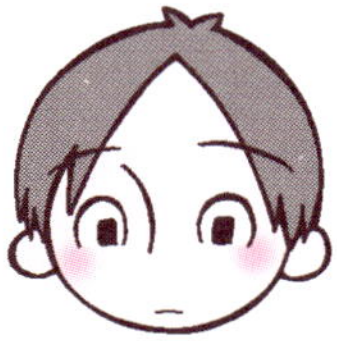

プロフィール

小学5年生の男子。ASDの特性があり、医師の診断を受けています。本人も親も特性を理解し、対応していますが、それでもうまくいかないこともあります。

1 Dくんには、自分のやり方にこだわるという特性があります。とくに持ち物の管理へのこだわりが強く、自分なりのルールをつくり、それを守ることを徹底しています。

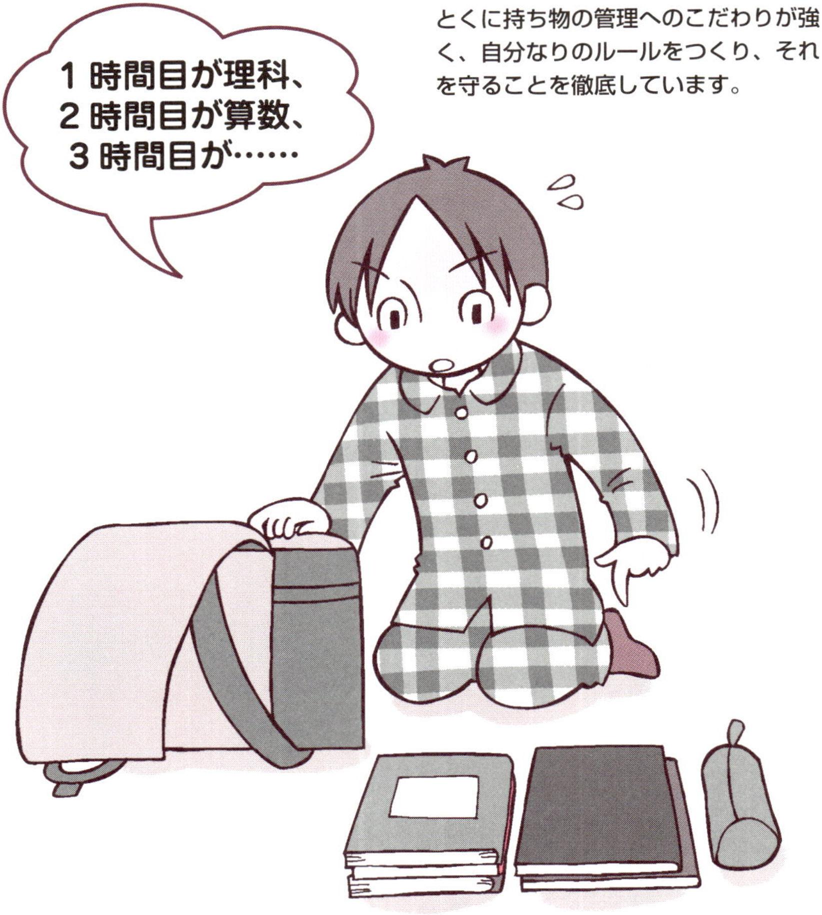
1時間目が理科、
2時間目が算数、
3時間目が……

ランドセルに教科書やノートを入れるときにも、彼なりのルールがある。入れる順番などにこだわったりする

2 持ち物をしっかりと管理できるのはよいことなのですが、Dくんの場合、学年が上がって持ち物が増えると、彼なりの「マイルール」もどんどん増え、道具の整理にひどく時間がかかるようになってきました。

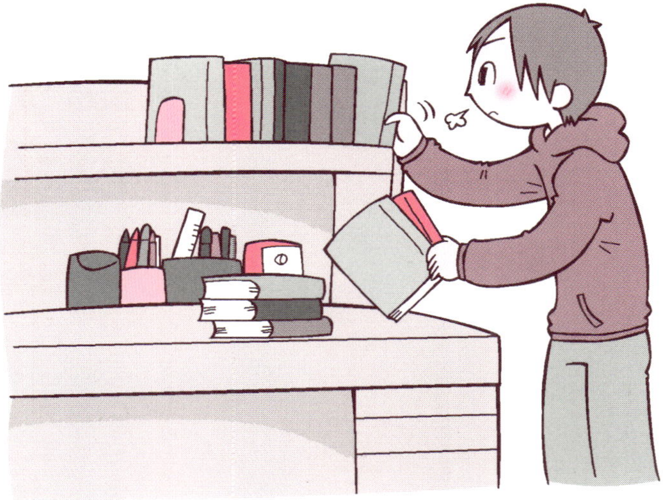

3 学習机の使い方にもこだわりがあります。教科書やノート、筆記用具などの置き場所を決めているのです。宿題などで道具を使ったときには、それらをすべて所定の位置に片付けます。

道具のしまい方にも独特のルールがあり、本を毎回並べ直すなど、片付けにも時間がかかる

4 Dくんはやがて、管理に力を尽くしてもまだ不十分だと不安を感じるようになり､母親にもチェックを頼みはじめました。母親は彼を安心させようとして協力し、「確認したから大丈夫」と声をかけるのですが、Dくんの不安はなかなか消えません。

POINT
こだわりが高じて不安が生じるようになると、やがて悪化して「強迫症」という深刻な状態になる場合もある。
（24・39ページ参照）

母親が声をかけても安心しない。何度も確認を求めるなど、状態が悪化してきている

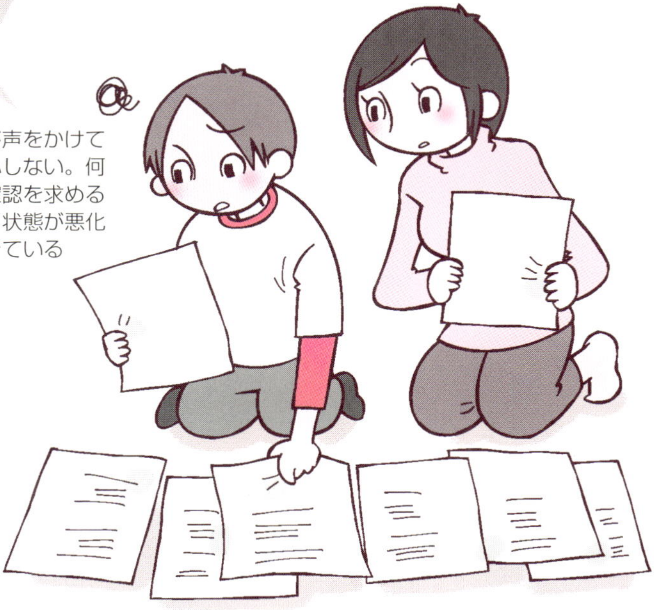

Dくんへの対応

このタイプのこだわりは、基本的に受け止めてよいのですが、協力する必要はありません。むしろ反応することをひかえ、こだわりの拡大を防ぎましょう。

→こだわりを受け止めながらも（P38・P48）、それに付き合いすぎないこと（P52･P66･P78･P88）が、適切な励ましになります。それでも不安が強くなっていく場合には医療機関への相談（P24）が必要です。

ケース⑤ 大きな音が苦手で学校行事を嫌がるEくん

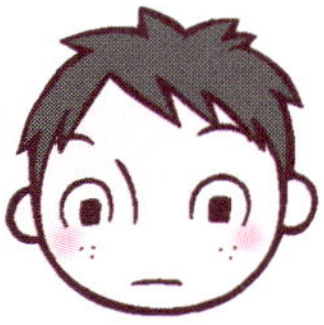

プロフィール

中学1年生の男子。聴覚の感じ方が多くの子どもとは違います。本人も親もあまり意識していなかったのですが、学校行事などを通じて、その特徴がわかってきました。

1 Eくんは大きな音が苦手です。大音量の音楽を流している場所や、風船の破裂音などに強い苦痛を感じます。とはいえ、日頃はそのような場面をさけているため、生活に支障がありません。

Eくんにとってホールの音響は「音量が大きい」「うるさい」というレベルではなく、その場にいるのがたえられないくらいの強い苦痛だった

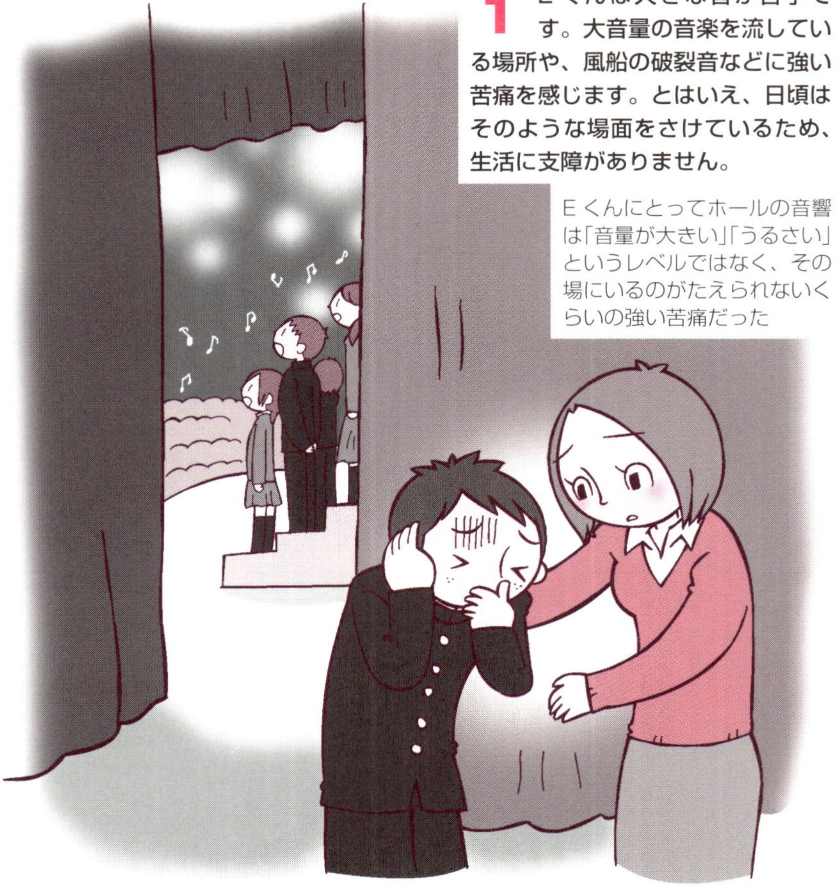

2 Eくんは学校行事の合唱コンクールで市民ホールに行ったとき、大きな音が響き渡ることに我慢できず、耳をふさいで座りこんでしまいました。先生や友達はEくんの様子を不思議そうにみていました。

POINT

Eくんのように感覚の働き方が極端に敏感な状態を「感覚過敏」という。このタイプの過敏性は、本人の努力や、慣れることだけでは解消できない。苦手なことに対して無理をさせないための配慮が必要になる。

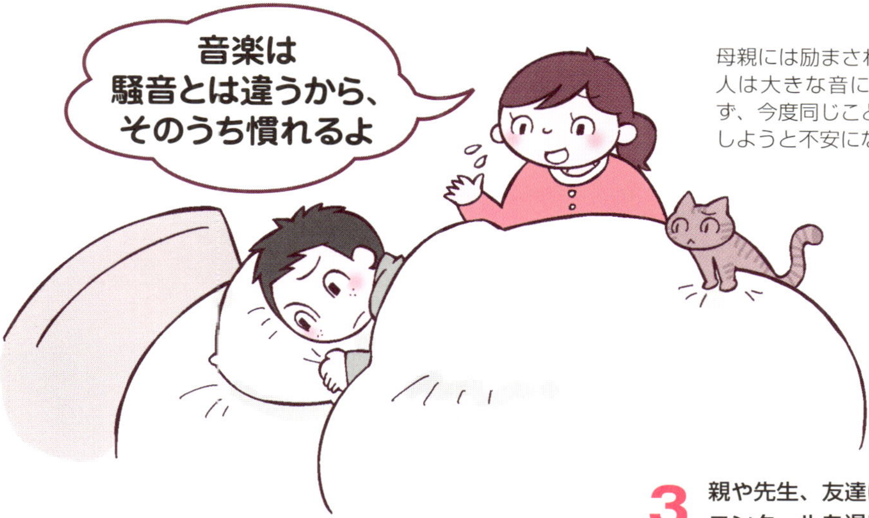

母親には励まされたが、Ｅくん本人は大きな音に慣れるとは思えず、今度同じことがあったらどうしようと不安になった

3 親や先生、友達はＥくんが合唱コンクールを退席したことに驚きました。Ｅくんが大きな音を苦手とすることは理解できても、音楽のきれいな音色なら、慣れれば楽しめるようになると感じていたのです。

4 しかし、母親にいくら励まされても、音楽に慣れようとしても、Ｅくんの苦痛はやわらぎませんでした。また、文化祭の演劇などでも大きな音を聞くことがあり、Ｅくんは学校行事全般を嫌がるようになっていきました。

学校行事のある日には欠席したがるようになり、母親も徐々にＥくんの苦しみを理解しはじめた

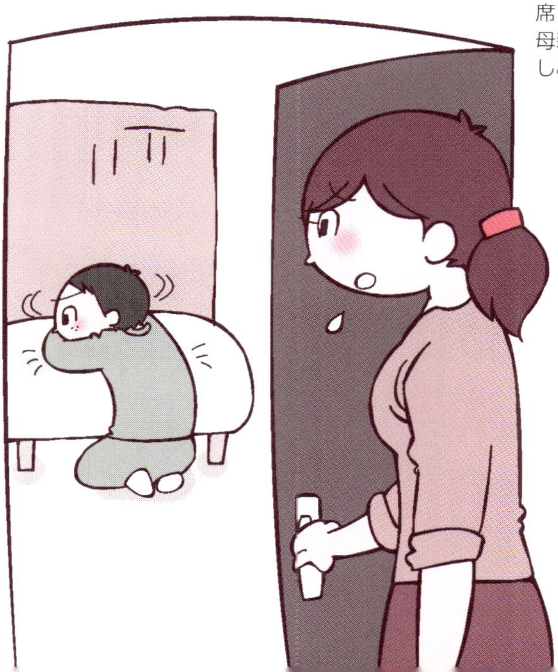

Ｅくんへの対応

感覚過敏がある場合、大きな音などに慣れていけるように励ますのは、誤った対応です。医師などの専門家に相談し、別の対応を考えていく必要があります。

→必要なのは励ましではなく環境調整。医療機関に相談（P24）しましょう。感覚過敏を理解し（P30 ～ 33）、学校などで無理をさせない（P40 ～ 43・P79）ように。ストレスへの対処を教える（P90）のも有効です。

発達障害の子の落ちこみ方

ささいなことを大問題だと感じてしまう

ささいなことで落ちこむわけ

発達障害の子は、ほかの子にはできることを何度も失敗してしまい、そのうちに不安を強く感じるようになっていくことがあります。まわりの人が「ささいなこと」と感じるような失敗を、重大事としてとらえている場合もあります。

先生や友達は、
発達障害の子が
ささいなことを
気にしすぎていると
考えがち

発達障害の子は、
ほかの子にはできることが
自分だけできなくて、
落ちこむ

そのせいで
注意されたり
嫌われたりして、
ますます落ち
こんでしまう

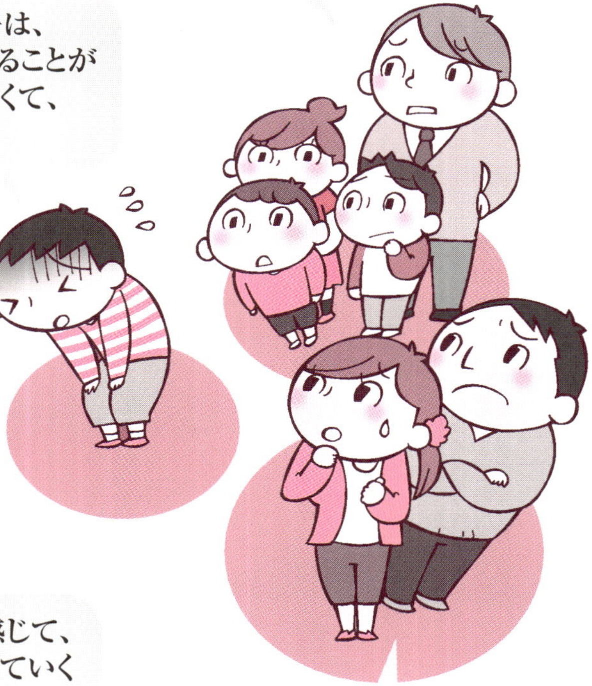

しかも自分なりに
努力や工夫を
してみても、問題が
解決できない

「自分はダメだ」と感じて、
マイナス思考になっていく

そこで根拠なく「大丈夫」
「できるよ」と言われても、
そう思えない

親は子どもを
元気づけようとして
声をかけるが、
うまくいかず、
困ってしまう

本人と親、先生、友達ではひとつの失敗の受け止め方が違う。それが一般的な「励まし方」が通じにくいことの一因になっている

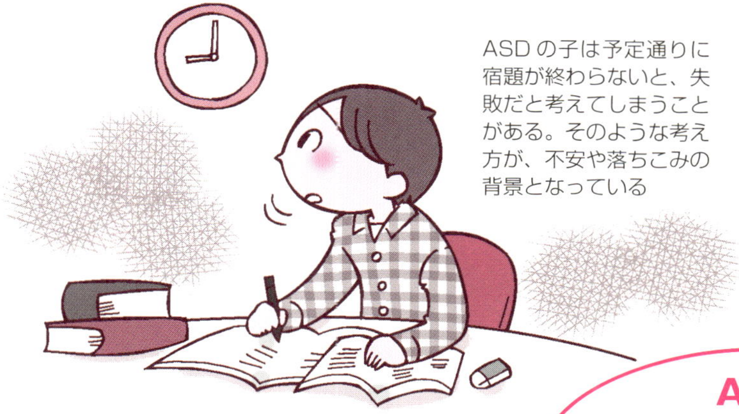

ASDの子は予定通りに宿題が終わらないと、失敗だと考えてしまうことがある。そのような考え方が、不安や落ちこみの背景となっている

発達障害が背景に

発達障害の子には極端に苦手なことがあり、それを人に注意されやすいという一面があります。そのため本人が失敗を気にしやすく、また、苦手なのでなかなか改善できないという苦しみもあるのです。そのような一面が「落ちこみやすさ」の背景になっています。

主な発達障害

ASD
自閉スペクトラム症。対人関係の困難とこだわりの強さが主な特徴。集団行動でうまくいかないことが多く、それが悩みや不安につながりやすい

ADHD
注意欠如・多動症。落ち着きがない、考えがまとまりにくいといった特徴があり、集団行動で足並みがそろわず、失敗して落ちこんでしまうことがある

LD
学習障害。SLD（限局性学習症）と呼ぶこともある。読み書きや計算など学習面の困難が主な特徴。勉強でつまずき、落ちこんでしまうケースが多い

失敗すると落ちこんで、なかなか立ち直れないわけは……

苦手意識や不安を感じやすい

発達障害の子には、苦手なことがあります。「大勢とおしゃべりする」「じっと座っている」など、ほかの子が平然とこなしていることが、一生懸命努力しても、うまくできない場合があるのです。

一部の活動に苦手意識を感じやすく、劣等感や不安も強くなりがちですが、その思いがまわりの人になかなか理解されません。

失敗がフラッシュバックすることも

なかには、失敗したときの記憶が強く残り、苦手なことにチャレンジできなくなってしまう子もいます。たとえばおしゃべりの場面で過去の失敗が頭によみがえり、強い不安に襲われて、話せなくなるのです。そのような現象をフラッシュバックといいます。

発達障害の子には、一つひとつの失敗がそれぐらい重い体験になることもあるのです。

4つのステップで励ましていく

子どもに合った励まし方に

子どもが落ちこんでいるのをみれば親も先生も、元気づけようとして声をかけます。しかし発達障害の子の場合、ただ声をかけるだけではなかなか効果が出ません。

発達障害の子の感じ方や考え方は、ほかの子とは違います。一般的な感覚で「大丈夫だよ」などと声をかけると、子どもが「自分は大丈夫じゃない」「なにもわかってくれていない」などと感じて、かえって苦しむ場合もあるのです。

発達障害の子を元気づけるには、その子の思いを知ることが欠かせません。その子の話を聞くことで、はじめて共感的な言葉をかけ、励ますことができるのです。

励まし方を切り替える

子どもを元気づけようとして声をかけたのに、どうもうまくいかない。この本ではそのような「よくあるパターン」を紹介し、それを見直すための「対応のヒント」を解説しています。ヒントを参考に、励まし方を切り替えてみてください。

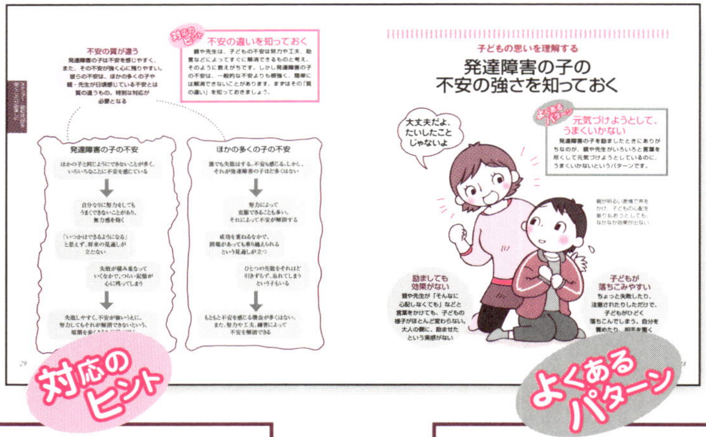

いままでの励まし方をどのように切り替えればよいか、具体的に紹介

必ずしも間違っているというわけではないが、見直せる部分が多い

切り替える

切り替えて4ステップで

子どもを本当の意味で励ますためには、意識を切り替え、その子の話を聞くことからはじめるのが大切です。そこから４つのステップで、子どもを少しずつ励ましていきます。

POINT

子どもが落ちこんでいると、ステップ２の「言葉かけ」だけを実践する人が多いが、その前後の対応がじつはとても重要。自己否定的な子には、話を聞き、言葉をかけ、目標を示し、最後に考え方を教えるという４ステップの励まし方が効果的。

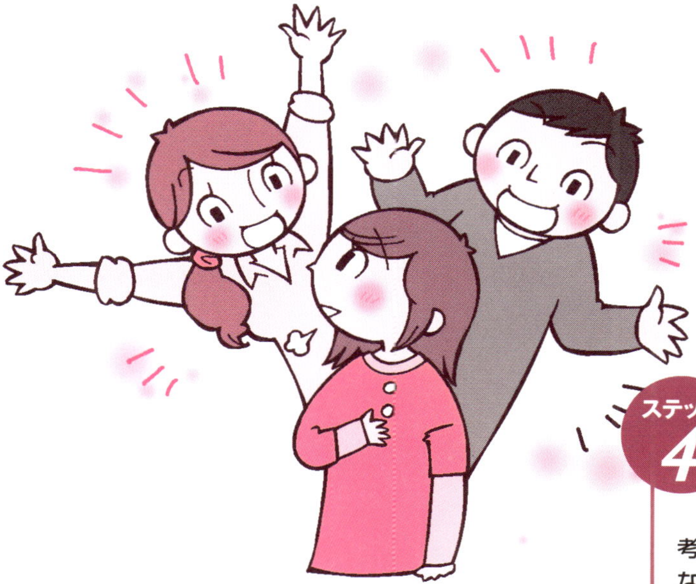

子どもに励ましの言葉をかけるのは、その子がある程度落ち着いてから。その前によく話を聞く

ステップ1 最初は「話を聞くこと」が励ましに

最初に子どもの「どうせダメ」「できるわけがない」といった気持ちを聞く。その子のこれまでの努力や苦労を受け止める

（26 ～ 43 ページ参照）

ステップ2 落ち着いてきたら「言葉かけ」を

受け止めることで子どもが落ち着いてきたら、いろいろと言葉をかけ、「そんなにダメじゃない」ということを伝えていく

（46 ～ 61 ページ参照）

ステップ3 「できる」を増やして不安をやわらげる

子どもに少し自信が出てくるので、その子が達成できそうな目標を用意し、チャレンジをうながす。「実際にダメじゃない」ということを確かめていく

（64 ～ 83 ページ参照）

ステップ4 自分を励ます「考え方」を教えていく

やがて子どもは「ダメじゃないかも」と考えられるようになっていく。そこで自己肯定的な考え方を教えると、さらに前向きになれる

（86 ～ 97 ページ参照）

COLUMN

医療機関にかかるのはどんなとき？

不安が強くて二次障害に

子どもがひどく落ちこんでいるときには、親や先生が話を聞くだけでは対処しきれないこともあります。不安が高じて、抑うつや不眠などの二次的な障害が起きている場合です。

二次的な障害を見分けるポイントは、子どもの活動量や体調に変化がみられること。子どもが元気をなくして遊ばなくなっている場合や、食欲が落ちてきた場合、体調不良をうったえる場合などに、二次的な障害が考えられます。

状態によっては、薬物療法など専門的な治療が必要になることもあります。早めに医療機関を受診しましょう。

とくに注意したいのが、不安が高じて「強迫症」となり、確認行動などが多くなって、本人もそれに不安や苦痛を感じている場合。通常の対応では改善しにくいので、すぐに医療機関へ。

発達障害

発達障害の特徴が現れ、生活上の困難につながっているときには、小児科や発達外来などを受診し、対応法を聞く

●発達障害への対応

二次障害

発達障害による困難から二次的な障害が起こっているときには小児科や発達外来に加えて、児童精神科などを受診する場合もある

●抑うつなどの精神症状への対応

●うつ病などの診断が出る場合も

ステップ 1

最初は「話を聞くこと」が励ましに

発達障害の子の感じている不安は、
多くの人が抱く一般的な不安とは質が異なります。
子どもの話を聞き、その子がなにをどれくらい
不安に感じているのか、知ってください。
そうして子どもの思いに心をよせることが、
その子に対する最初の励ましになります。

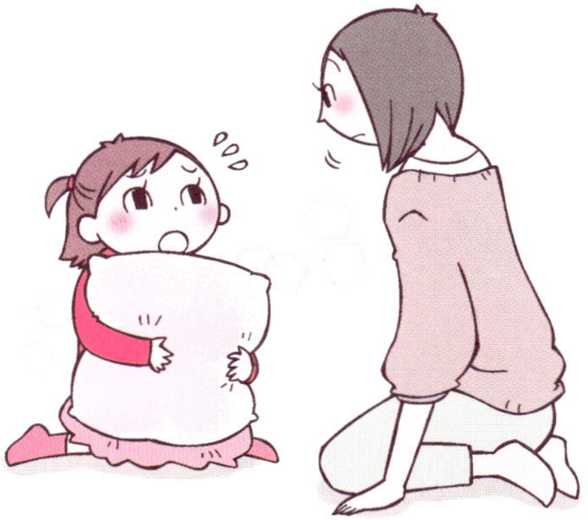

子どもを励ます

ステップ1

まずは子どもが苦しんでいるわけを考える

子どもの様子をよくみる

プロローグのケースのように、発達障害の子はまわりの大人には思いもよらないことで苦しんだり、落ちこんだりしていることがあります。安易に「こういうことだ」と決めつけず、その子の様子をよくみることが欠かせません。

子どもが暗くふさぎこんでいることに気づいたら、軽視しないで、そのわけを考えていく

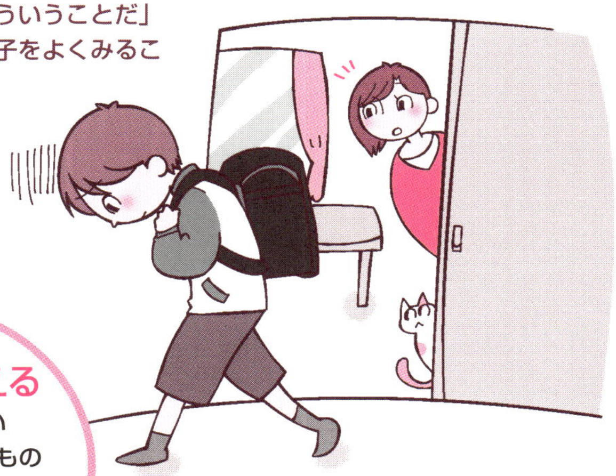

様子をみたり、話を聞いたりする

すぐに「元気を出して」「がんばろう」などと声をかけるのではなく、まずはその子の様子をみる。話ができれば本人の気持ちを聞く

どうしてつらいのかと考える

本人はうまく話せないことも多いが、親は子どもの話を丁寧に聞き、様子をみたり、学校の先生にも話を聞いたりして、その子が苦しんでいるわけを考えていく

子どもの話を聞き、その子の思いを考える

発達障害の子を励ます前に知っておいてほしいのが、その子の悩みや苦しみは、そう簡単にはわからないということです。

発達障害の子の感じ方や考え方は独特で、ほかの多くの子とは違うポイントで悩んだり、落ちこんだりすることがあります。

その独特のポイントを知るためには、子どもの様子をみたり、本人や学校の先生の話を聞いたりして、その子が苦しんでいるわけを考えていく必要があります。

そうして時間をかけ、子ども

の思いを考えていくことで、はじめてその子を励ますための言葉がみえてくるのです。

子どもの思いによりそう

子どもの様子をみるうちに、その子が苦しんでいるわけも少しずつみえてきますが、対応をあせらず、じっくりと理解を深めていきましょう。子どもの思いは揺れ動くもの。話を何度も聞くなかで、みえてくることもあります。

「この子はどうしたいのか」と考えていく

子どもの苦しみがみえてきたら、「自分はなにをすべきか」ではなく、「この子はどうしたいのか」と考える。その子の希望が一般論に当てはまらなくても柔軟に受け止め、対応していく

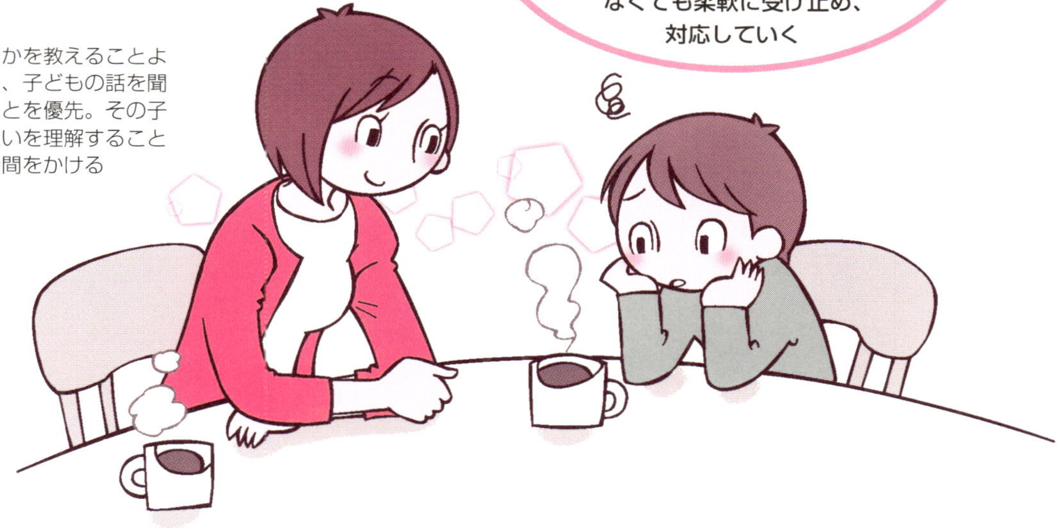

なにかを教えることよりも、子どもの話を聞くことを優先。その子の思いを理解することに時間をかける

有光アドバイス

親子でゆっくり考えていきましょう

発達障害の子の気持ちを考えるのは、医師や心理士などの専門家でも簡単ではありません。親として、わが子をこれまでうまく励ませていなかったとしても、自分を責めないでください。親も子どもも、けっしてダメではありません。できていること、がんばってきたことがたくさんあります。肩の力を抜いて、子どもといっしょにこれからのことを考えていきましょう。

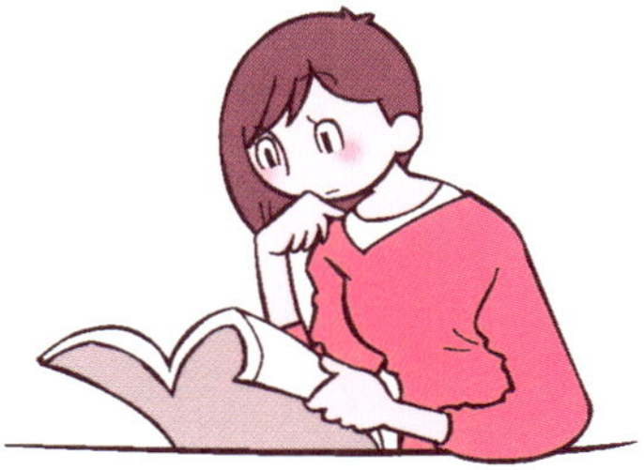

親は子どもを理解するために、本を読んだり専門家の話を聞いたりして、十分にがんばっている

子どもの思いを理解する

発達障害の子の不安の強さを知っておく

よくあるパターン

元気づけようとして、うまくいかない

　発達障害の子を励ましたときにありがちなのが、親や先生がいろいろと言葉を尽くして元気づけようとしているのに、うまくいかないというパターンです。

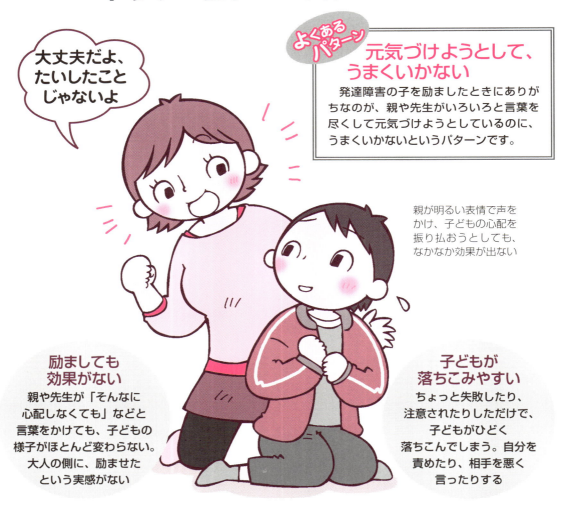

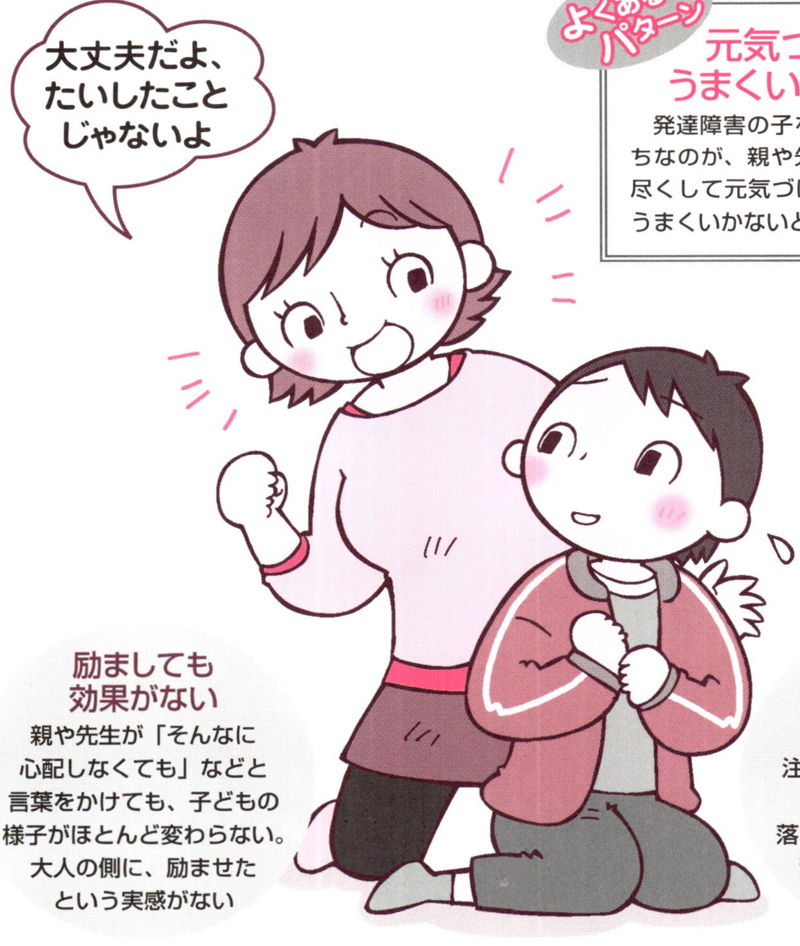

親が明るい表情で声をかけ、子どもの心配を振り払おうとしても、なかなか効果が出ない

励ましても効果がない

親や先生が「そんなに心配しなくても」などと言葉をかけても、子どもの様子がほとんど変わらない。大人の側に、励ませたという実感がない

子どもが落ちこみやすい

ちょっと失敗したり、注意されたりしただけで、子どもがひどく落ちこんでしまう。自分を責めたり、相手を悪く言ったりする

不安の質が違う

発達障害の子は不安を感じやすく、
また、その不安が強く心に残りやすい。
彼らの不安は、ほかの多くの子や
親・先生が日頃感じている不安とは
質の違うもの。特別な対応が
必要となる

対応のヒント　不安の違いを知っておく

親や先生は、子どもの不安は努力や工夫、助言などによってすぐに解消できるものと考え、そのように教えがちです。しかし発達障害の子の不安は、一般的な不安よりも根強く、簡単には解消できないことがあります。まずはその「質の違い」を知っておきましょう。

発達障害の子の不安

ほかの子と同じようにできないことが多く、
いろいろなことに不安を感じている

↓

自分なりに努力をしても
うまくできないことがあり、
無力感を抱く

「いつかはできるようになる」
と思えず、将来の見通しが
立たない

失敗が積み重なって
いくなかで、つらい記憶が
心に残ってしまう

↓

失敗しやすく、不安が強いうえに、
努力してもそれが解消できないという、
暗闇を歩くような状態が続く

ほかの多くの子の不安

誰でも失敗はする。不安も感じる。しかし、
それが発達障害の子ほど多くはない

↓

努力によって
克服できることも多い。
それによって不安が解消する

成功を重ねるなかで、
問題があっても乗り越えられる
という見通しが立つ

ひとつの失敗をそれほど
引きずらず、忘れてしまう
という子もいる

↓

もともと不安を感じる機会が多くはない。
また、努力や工夫、練習によって
不安を解消できる

子どもの思いを理解する

子どもの不安のタイプを考える

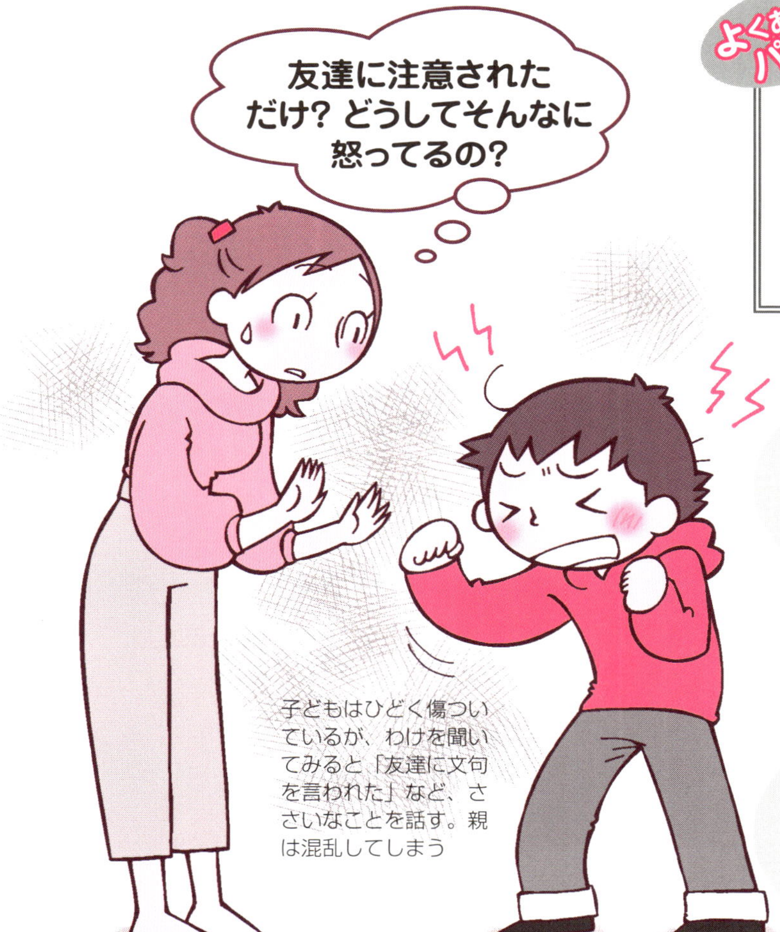
友達に注意されただけ? どうしてそんなに怒ってるの?

子どもはひどく傷ついているが、わけを聞いてみると「友達に文句を言われた」など、ささいなことを話す。親は混乱してしまう

よくあるパターン

落ちこむわけが読みとれない

子どもが落ちこんでいることはわかっても、そのわけが読みとれないというのも、よくあるパターンです。発達障害の子の悩みを理解するのは、簡単ではありません。

つらい気持ちは読みとれる

子どもの表情が暗くなったり、イライラしていたりする様子から、その子がつらい思いをしていることは読みとれる

↓

苦しんでいるわけがわからない

子どもの様子をみたり、話を聞いたりしても、その子がつらいと感じているポイントが、親や先生にはつかめない

対応のヒント

話を聞きながら不安のタイプを考える

発達障害の子の不安に共感するのは簡単ではないかもしれません。しかし、いくつかのタイプを思い浮かべながら子どもの話を聞いていくと、その子の不安が少しずつみえてきます。理解のヒントとして、以下のタイプ分けを参考にしてみてください。

POINT

ここでは発達障害の子が感じやすい不安をいくつか紹介しているが、このほかにもさまざまな感じ方・考え方の子がいる。例を参考にしながら、子どもの思いをじっくりと聞いていきたい。

人間関係の不安

同級生との会話やグループ活動でうまくいかないことが多く、人間関係に不安を感じている子もいる。「仲良くできるよ」と励まされてもそう思えない

できない不安

会話や勉強などが苦手な子の場合、「ほかの子のようにうまくできない」という不安を抱えやすい。ADHD、LDの子に多い。親や先生からみれば簡単そうなことにも不安を感じてしまう

わからない不安

場の状況や人の気持ちなどを理解するのが苦手な子もいる。ASDの子に多い。わからないという不安が強く、なにごとにも自信がもてない

新奇なものへの不安

はじめての相手や場所に対して、不安を感じる。ASDの子に多い。学校などでの初体験のほとんどがストレスになるため、不登校になってしまう場合がある

感覚面の不安

聴覚や触覚などの過敏性がある子は、大きな音などを極端に嫌がる。特定の場面に強い不安をうったえるが、それが親や先生にはなかなか伝わらない

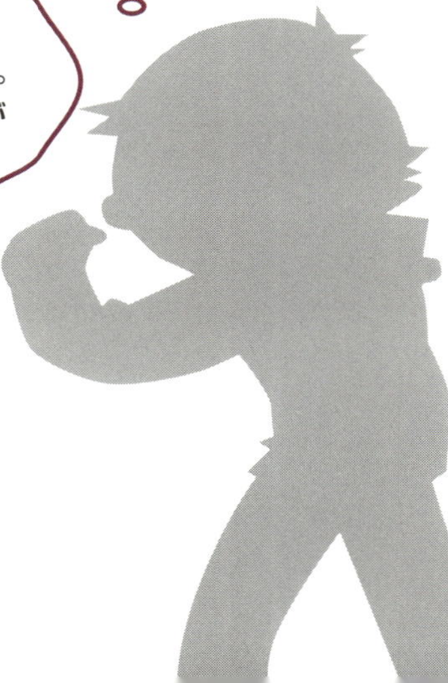

親はどうやって話を聞くか

とにかく子ども本人の話を聞いてみる

よくあるパターン

大人どうしで対策をとる

子どもの話を聞いても悩みやその解消法がつかめないとき、親や先生は大人どうしで問題を整理し、対策を考えようとすることがあります。しかし、本人が不在では、問題の背景がみえにくくなることもあります。

本人のいないところで

「子ども本人を問いつめるのはよくない」などと考え、本人のいないところで、親や先生など大人どうしで子どものことを話し合う

大人が対処法を考える

親や先生など大人が意見を出し合い、落ちこんでいる子どもへの対処法を考える。そして実践していく

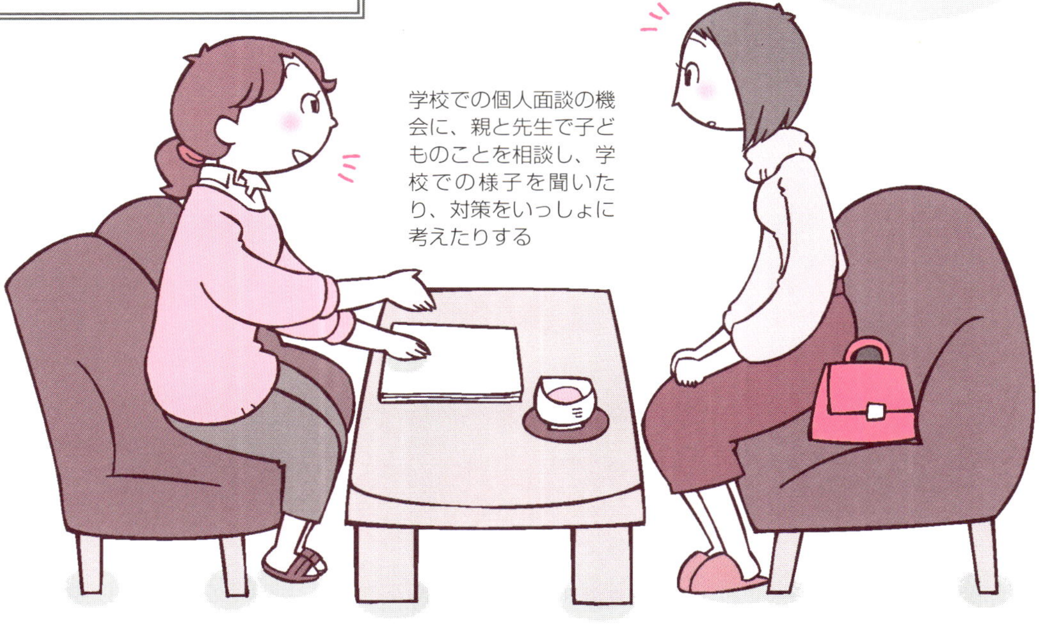

学校での個人面談の機会に、親と先生で子どものことを相談し、学校での様子を聞いたり、対策をいっしょに考えたりする

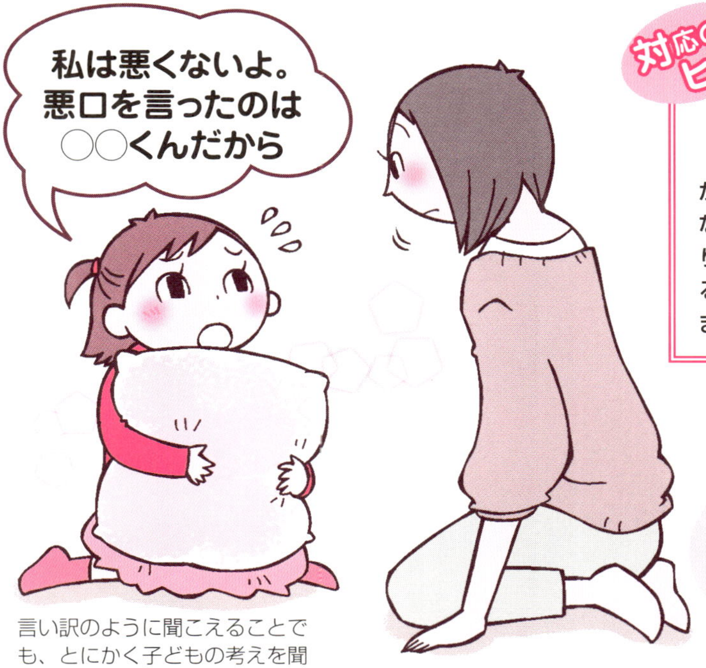
私は悪くないよ。
悪口を言ったのは
○○くんだから

言い訳のように聞こえることでも、とにかく子どもの考えを聞き、丁寧に整理していくと、その子独特の考え方がみえてくる

対応のヒント　先入観を捨てて、子どもの話を聞く

親が先走ってあれこれと考え、声をかけてみても、見当はずれの励ましになってしまうことがあります。それよりも、子ども本人の話を丁寧に聞きとることが先です。発達障害の子への励ましは、そこからはじまります。

本人の話を聞く

落ちこんでいる子どもの話をじっくりと聞く。甘えや言い訳のように感じるところがあっても注意せず、とにかくその子の思いを理解することに努める

こんなことを意識しながら

話をまとめない

「要するに〜でしょう」などと、子どもの話をまとめると、その子はそれ以上話せなくなってしまう。そうではなく「〜だったんだ、それで?」などと確認しながら話を広げ、その子の思いをくわしく聞いていく

口出ししない

「そういうときは〜」などと口出しをすると、子どもを責める形になってしまう。子どもが落ちこんでいるときに、あせって助言をする必要はない。アドバイスできることがあっても、黙っていたほうがよい

注意しない

「それがよくなかったね」などと問題点を注意すると、子どもはさらに落ちこんでしまう。その子のためを思い、反省をうながすつもりだったとしても、発達障害の子にはそのような効果は出にくい

ありのままに受け止める

「この年代の子なら」といった先入観を捨て、子どもの話に口を出さず、ありのままに受け止める。そうしてはじめて、発達障害の子の独特の感じ方や考え方がみえてくる

親はどうやって話を聞くか

子どもと自分の「気持ちの波」を意識する

よくあるパターン

話を聞こうとしても会話にならない

気持ちを知りたいと思って子どもにいろいろとたずねてみても、その子がひどく落ちこんでいて会話が広がらない場合もあります。また、子どもが自分の考えや気持ちをうまく説明できないという場合もあります。

とりつく島がない

トラブルについて聞こうとすると、子どもが興奮して泣いたり怒ったりしてしまい、会話にならない。おだやかに話そうとしても、とりつく島がない

同じことばかり言う

会話はできるが、質問をしても子どもが「先生が悪い」などと同じことばかり答える。話の全体像も、その子の気持ちもみえてこない

関係がつくれない

なにを言っても子どもに「うるさい」「わからないくせに」などと言われてしまい、会話をする関係さえつくれない

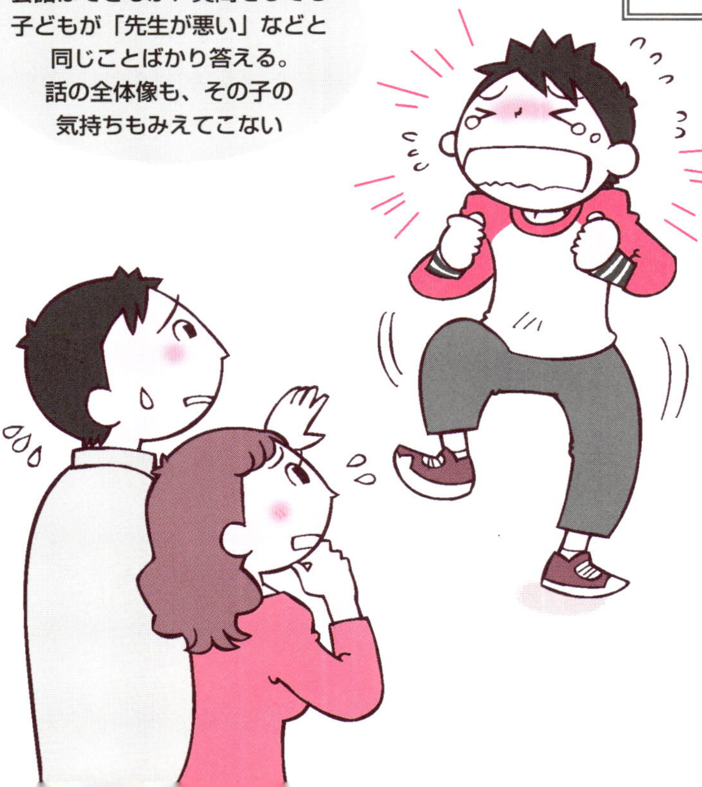

親が学校の話をしようとしただけで興奮してしまい、不満を爆発させる子もいる。その子の気持ちを知る手立てがなくなってしまう

対応のヒント

「気持ちの波」が引いてから話す

子どもの気持ちには波があります。子どもがふさいでいると「どうしたの？」と聞きたくなるかもしれませんが、その子が落ち着くまで待ってから話しかけましょう。また、親にも気持ちの波はあります。仕事が忙しくて気が立っているときなどには、無理に子どもに合わせず、自分が落ち着くまで待つのもひとつの手です。

波が高いときは会話にならない

子どもが興奮したりショックを受けたりして、
気持ちの波が高くなっているときには、
会話が成立しにくい。質問を工夫しても
効果は薄いので、しばらく様子を
みたほうがよい

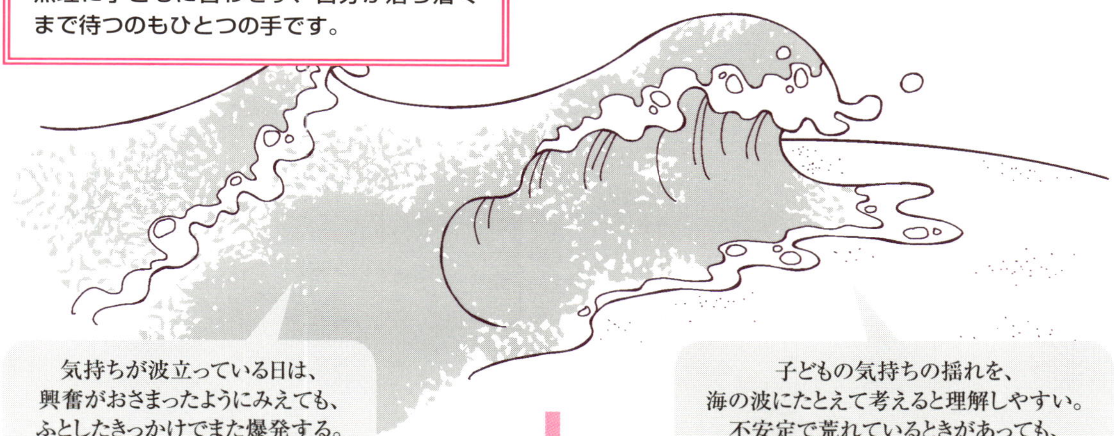

気持ちが波立っている日は、
興奮がおさまったようにみえても、
ふとしたきっかけでまた爆発する。
無理に話さないほうがよい

子どもの気持ちの揺れを、
海の波にたとえて考えると理解しやすい。
不安定で荒れているときがあっても、
時間をおけば落ち着いていく

親の都合ではなく、子どもが話しやすいタイミングで質問する

波が引いたら、会話ができる

子どもの気持ちが落ち着いてから
話しかければ、会話が比較的広がりやすい。
話の苦手な子が相手でも、時間をかけて
じっくり質問していくと、考えや
気持ちがみえてくる

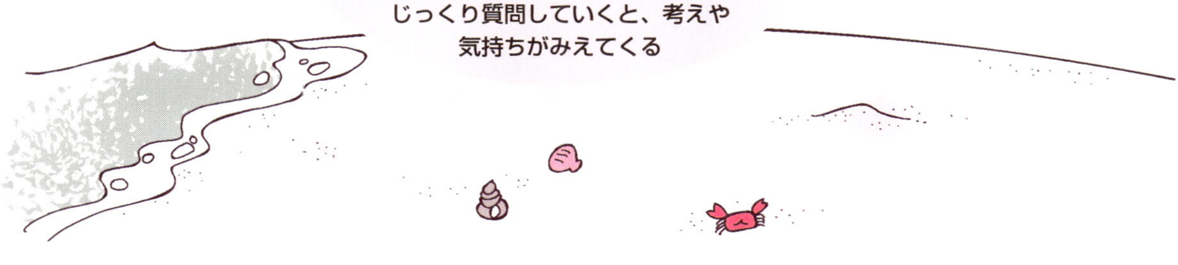

親はどうやって話を聞くか

落ち着かないときは
ひとまず場所を変える

口論になってしまう

子どもに「うるさい」「放っておいて」などと言われて、つい「その言い方はないだろう」と言い返し、口論になってしまう

よくあるパターン

話せば話すほど悪化する

子どもが興奮したりショックを受けていたりするときに、なにがあったのかを根掘り葉掘り聞こうとしてしまい、話がこじれるというのも、よくあることです。

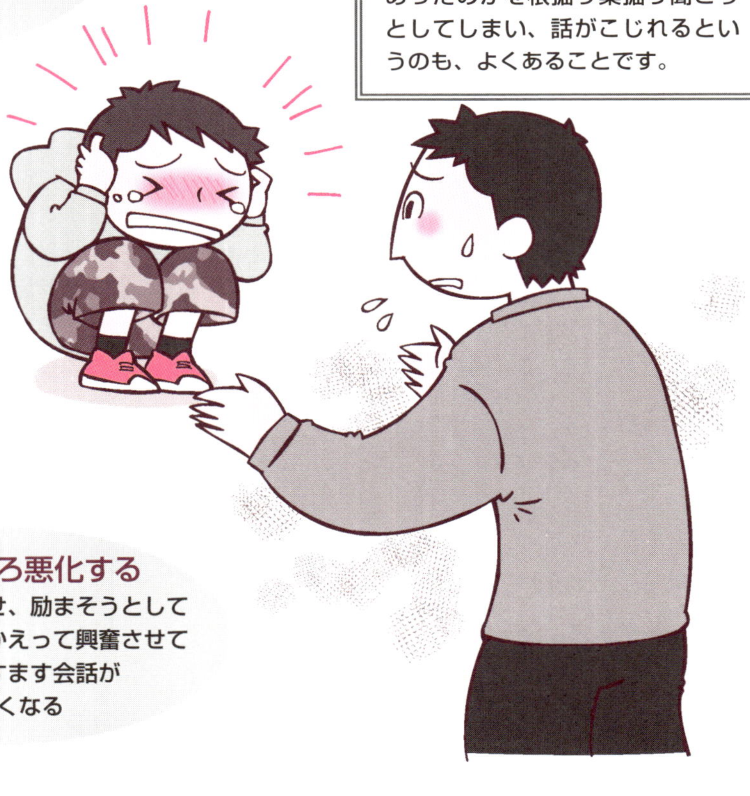

親身に話しかけているつもりなのだが、子どもには「みんな嫌いだ」などと言われ、警戒されてしまう

状態がむしろ悪化する

子どもを落ち着かせ、励まそうとして声をかけたのに、かえって興奮させてしまう。ますます会話ができなくなる

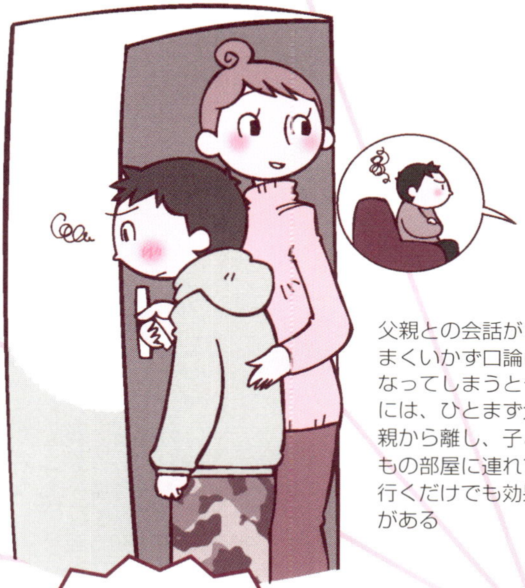

父親との会話がうまくいかず口論になってしまうときには、ひとまず父親から離し、子どもの部屋に連れて行くだけでも効果がある

対応のヒント　場所を変えたりして気をそらす

気持ちの波がなかなかおさまらないときには、場所を変えたり深呼吸をさせたりして、子どもの気持ちを嫌なことからそらしましょう。一時の気休めのように思えるかもしれませんが、強い興奮やショックなどには、そのような対応も有効です。

悩み事から気持ちをそらす

場所を変える

問題が起きた場所で
そのまま話そうとすると、
子どもは興奮しやすい。場所を
変えるだけでも気分は
ずいぶん変わる

深呼吸をさせる

「ちょっと深呼吸しよう」
「ママも落ち着くから」などと
話しかけ、子どもといっしょに
深呼吸して一息入れる。そうして
1分ほど話すのをやめると、
興奮が多少しずまる

好きな話をする

子どもの様子や問題が気になっても、
それはひとまず脇に置いて、
その子が楽しく話せることを
話題にする。まずは会話が
できる状態を整えていく

違うことをさせる

勉強や遊びなどで失敗して
興奮しているときには、子どもを
その活動から離し、違うことを
させたほうがよい。失敗を
引きずらずに済む

POINT

気分が切り替わって落ち着いても、
失敗した記憶や難しいことへの
苦手意識がなくなったわけではない。
それらの感情には、子どもが
落ち着いてからじっくり
対処していく。

Q&A 子どもが何度も同じことを聞き、安心したがる場合は？

Q どうして何度も同じことを聞くの？

A ほかの子よりも根強い不安があるからです

子どもの話をよく聞いてみると、ちょっとしたことにも不安を示す場合があります。子どもがなにか話すたびに「変じゃない？」「大丈夫かな？」などと確認したがるのです。

発達障害の子で、社会生活に強い不安を感じている場合に、そのような確認行動が多くなる傾向があります。

学校などでなかなか理解が得られず、**失敗したり叱られたりしてきた子は、集団行動などに根強い不安を感じています**。それが話に表れているのです。

そのような子を「気にしすぎだよ」「しっかりしなさい」などと突き放さないでください。その子は話を受け止めてくれる相手を求めています。助言よりも話を聞くことが必要です。

親や先生に確認して安心したいという気持ちは、どの子にもみられるもの

発達障害の子の場合、不安が強い分、安心したいという気持ちも強くなる

Q 何度でも答えて安心させたほうがいい？

A 回数や時間を決めて対応していきましょう

子どもが不安でたまらず相談してきたのなら、その問いに答えて安心させてあげたいと思うのが、ふつうでしょう。基本的にはそのように考えてかまいません。

ただし、**相談や確認の頻度が高くなりすぎて生活に支障をきたしているときは、対応を変える必要があります**。たとえば子どもが身支度を何度も確認したがり、毎日遅刻しているようなケースです。

そのような場合には、相談する回数や時間などを決めて対応します。子どもの意見を聞いて枠組みを整えるとよいでしょう。それによって、不安が際限なくふくらむことはなくなっていきます。

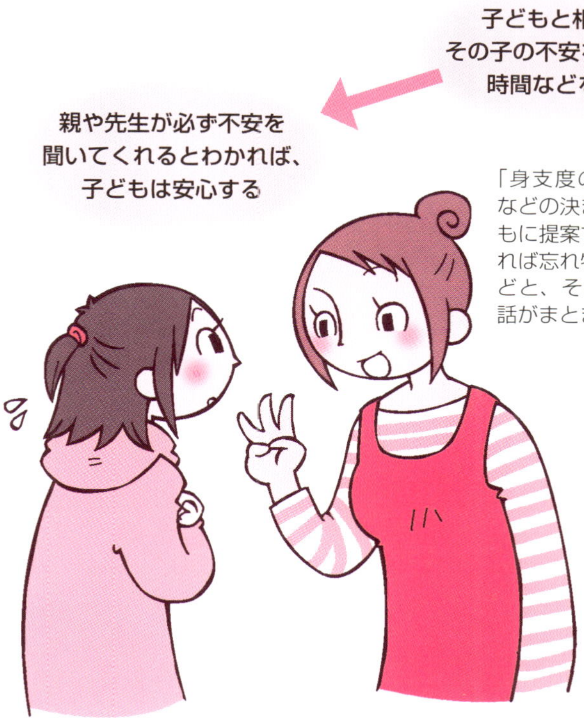
子どもと相談して、
その子の不安を聞く回数・
時間などを決める
親や先生が必ず不安を
聞いてくれるとわかれば、
子どもは安心する

「身支度の確認は３回に」などの決まりを考え、子どもに提案する。３回確認すれば忘れ物はほぼ防げるなどと、その理由も示せば、話がまとまりやすい

Q みていて心配になるくらいにくり返す場合は？

A 治療が必要なケースもあるので医療機関に相談を

相談の回数や時間を決めたものの、子どもがいつも納得できず、結局、安心するまで話を聞いてしまうということもあるでしょう。

それでも徐々に相談が減り、決まりが守れるようになっていけばよいのですが、なかには効果が出ず、状態が悪化してしまう場合もあります。

子どもが相談や確認などを気にしすぎて、本人もつらくなっているようにみえる場合には、医療機関に相談しましょう。小児科や児童精神科を受診してください。

強迫症という二次的な障害が起こっていて、治療が必要なケースもあります。慎重な対応が求められます。

強迫症とは

不安が高じて「〜しなければならない」という強迫観念が生まれ、確認や相談などの強迫行動をくり返してしまう状態。子どもにも大人にもみられる。回復には精神療法や薬物療法などの専門的な治療を必要とする。

先生はどうやって対応するか

子どもが参加できることを徐々に増やしていく

会話の苦手な子に練習なしで討論をさせたら、口論になってしまうこともある。そのような失敗を減らしたい

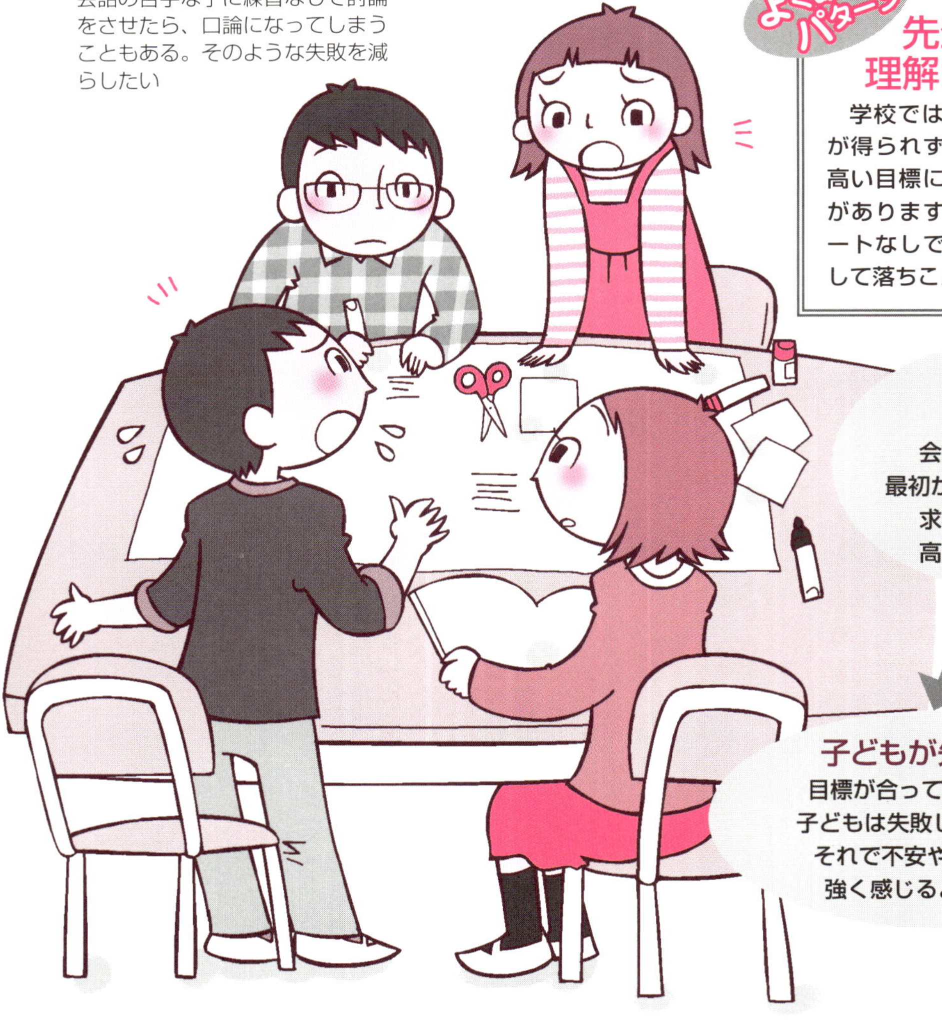

よくあるパターン

先生や友達の理解が得られない

学校では、発達障害への理解が得られず、子どもが最初から高い目標にとりくんでいる場合があります。苦手なことにサポートなしでチャレンジし、失敗して落ちこんでしまうのです。

目標が高すぎる

会話が苦手な子にも最初から上手な話し合いを求めるなど、目標が高すぎる場合がある

子どもが失敗する

目標が合っていなければ、子どもは失敗しやすくなる。それで不安やイライラを強く感じるようになる

障害ではなく、特徴として理解する

発達障害の子の特徴は、一人ひとり異なります。ASDやADHDなどの障害名で子どもを理解しようとしても、その子の姿はなかなかつかみきれません。

障害名にとらわれず、子どもの特徴一つひとつに目を向け、理解していきましょう。それは専門的な知識のない先生や同級生にも、十分にできることです。

対応のヒント

子どもの特徴を理解しできそうなことを探す

先生は発達障害の子に、苦手なことでは無理をさせないようにしましょう。ただし、子どもは発達していきます。成長をみながら、その子のできそうなことを探し、実践をうながすことも、子どもへの励ましになります。

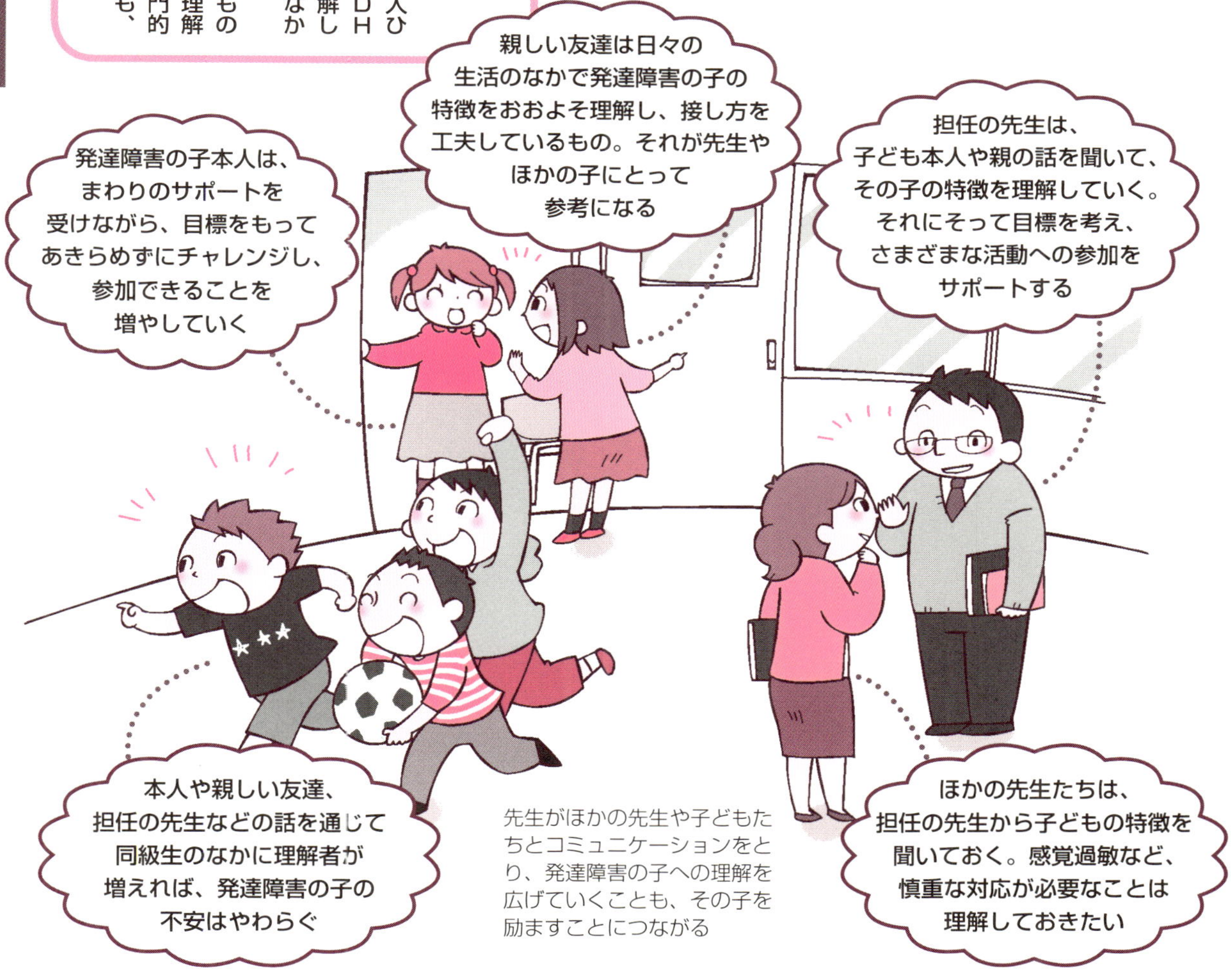
親しい友達は日々の生活のなかで発達障害の子の特徴をおおよそ理解し、接し方を工夫しているもの。それが先生やほかの子にとって参考になる
発達障害の子本人は、まわりのサポートを受けながら、目標をもってあきらめずにチャレンジし、参加できることを増やしていく
担任の先生は、子ども本人や親の話を聞いて、その子の特徴を理解していく。それにそって目標を考え、さまざまな活動への参加をサポートする
本人や親しい友達、担任の先生などの話を通じて同級生のなかに理解者が増えれば、発達障害の子の不安はやわらぐ
ほかの先生たちは、担任の先生から子どもの特徴を聞いておく。感覚過敏など、慎重な対応が必要なことは理解しておきたい

先生がほかの先生や子どもたちとコミュニケーションをとり、発達障害の子への理解を広げていくことも、その子を励ますことにつながる

先生はどうやって対応するか

苦手な子も参加できるように配慮する

よくあるパターン

無理に参加させず、休ませる

　子どもが苦手なことで失敗しないように配慮するのは重要ですが、失敗を防ぐためとはいっても、集団行動などへ参加させず、休ませていては、チャレンジの機会も減ってしまいます。

運動会の競技のなかで、とくに苦手としている種目は、不参加でもよいことに。その時間は見学してもらう

苦手なことには不参加

子どもが苦手としていることは強要しない。先生と親で相談し、見学や欠席を認めるようにしている

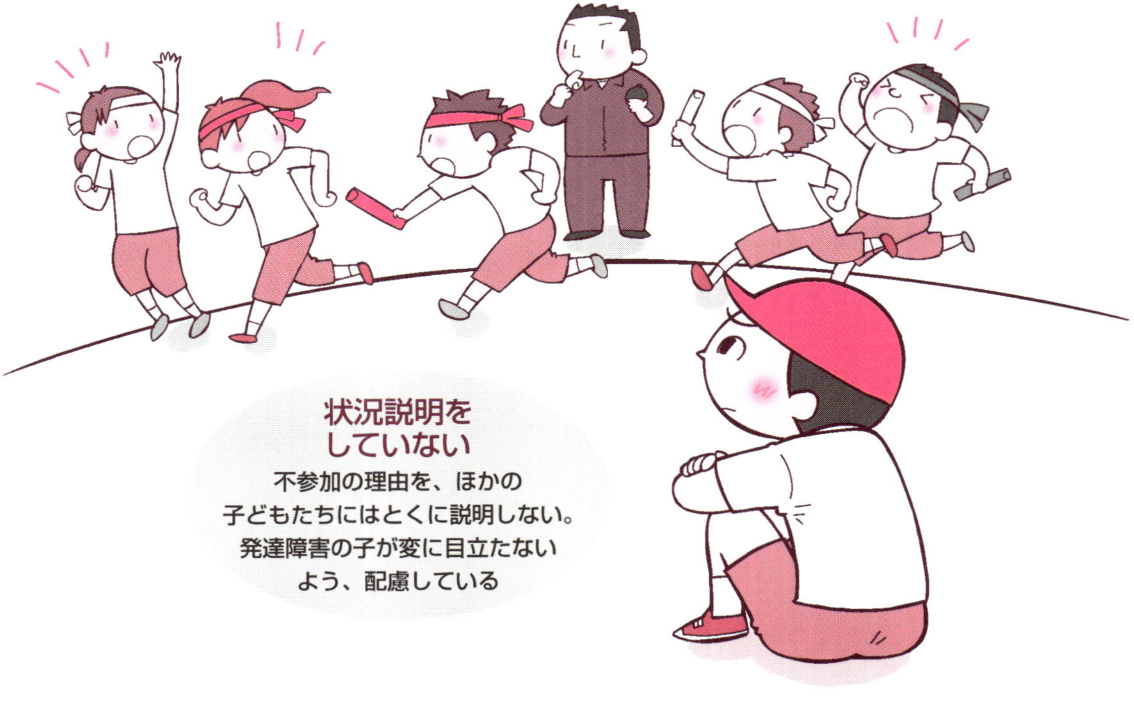

状況説明をしていない

不参加の理由を、ほかの子どもたちにはとくに説明しない。発達障害の子が変に目立たないよう、配慮している

対応のヒント　参加できるように配慮する

発達障害の子には苦手なこともありますが、その子に合わせて環境や対応を配慮すれば、さまざまな活動に参加できるようになる場合もあります。子どもに合ったやり方や個別支援の提案で、子どもの活動をサポートできるのです。

子ども一人ひとりに配慮

発達障害の子や不安を強く感じている子には、苦手なことを無理におこなわせないほうがよい。ただし、休ませるのも考えもの。支援を考えていく

徐々に慣れて参加できる場合も

無理のないやり方で成功体験を積み、集団行動への苦手意識がやわらぐと、グループ発表などにも参加できるようになる場合もある

支援があれば参加できる場合も

先生たちが個別に支援すれば、子どもが授業や行事に参加できるという場合には、しばらくそれを続けて様子をみる

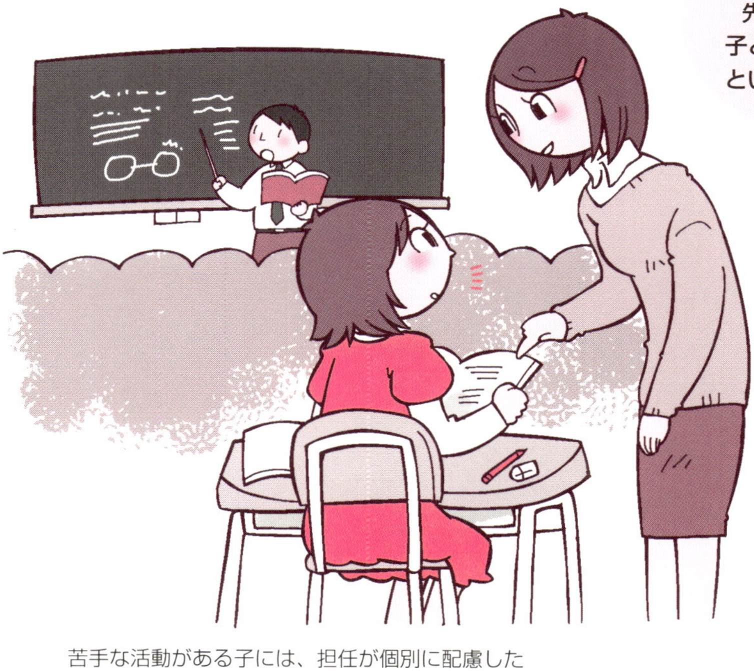

苦手な活動がある子には、担任が個別に配慮したり、場合によっては加配の先生（担任に加えて教室に入るサポートの先生）が対応したりする

本人も先生も納得できる「合理的配慮」を相談のうえでおこなう

先生は子ども本人や親から、本人が困っていることなどを聞きとる。そのなかで学校として配慮できることをおこなっていく

18ページのEくんのように感覚過敏がある子には、無理をさせないための環境面の配慮がとくに重要となる。耳栓などの道具の使用を認める場合も

COLUMN

親と先生はどのように連携をとればよいか

子どものエピソードを共有できればベスト

ステップ1で紹介したように、親が子どもの話を聞き、その子の気持ちを理解していくことが、子どもを励ますことになります。

しかし、子どもが自分の経験した出来事やそのときの気持ちをうまく説明できないこともあります。丁寧に話を聞いても、みえてこないこともあるのです。そのようなときに親と先生が連携し、子どものエピソードを共有できれば、理解のたすけになります。

連携のために、特別な機会をもうける必要はありません。心配なことがあったときに連絡したり、個人面談を活用したりして、子どもの情報を共有しましょう。

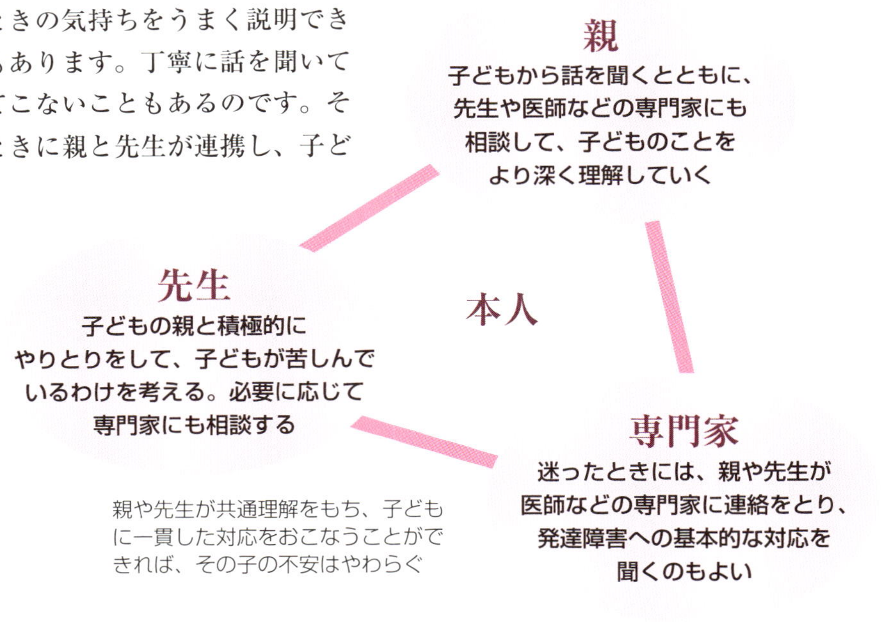
親
子どもから話を聞くとともに、
先生や医師などの専門家にも
相談して、子どものことを
より深く理解していく
本人
先生
子どもの親と積極的に
やりとりをして、子どもが苦しんで
いるわけを考える。必要に応じて
専門家にも相談する
専門家
迷ったときには、親や先生が
医師などの専門家に連絡をとり、
発達障害への基本的な対応を
聞くのもよい
親や先生が共通理解をもち、子どもに一貫した対応をおこなうことができれば、その子の不安はやわらぐ

ステップ2

落ち着いてきたら「言葉かけ」を

親や先生が対応をあせらず、子どもの気持ちを聞いて
その子を理解することに努めていれば、
子どもは徐々に落ち着き、いろいろな話ができるようになっていきます。
しかし、そこで指示や説教をしてはいけません。
あまり難しいことは言わず、子どもの悩みや苦しみに共感し、
おだやかに励ますようなイメージで、言葉をかけてあげてください。

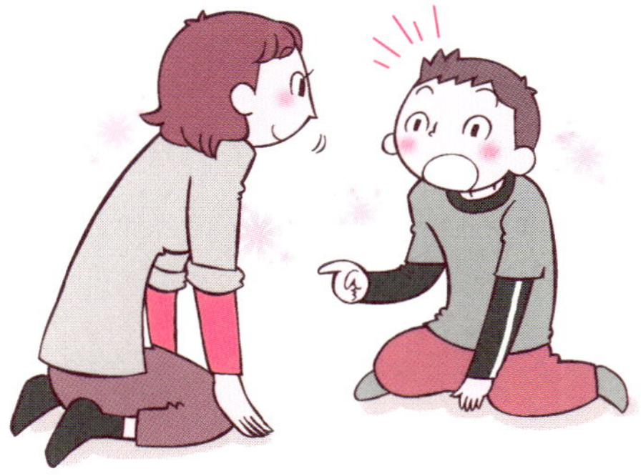

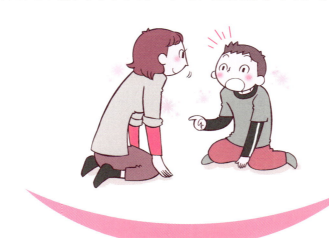

子どもを励ます

ステップ2 言葉かけは落ち着いて話せるようになってから

まず親が回復への見通しをもつ

ステップ2では子どもの様子に合わせて励ましの言葉をかけていきますが、そのときに大切なのが、まず親や先生が「不安はあって当然」「でも必ずやわらぐもの」という見通しをもつことです。

子どもが発達障害の診断を受けている場合は、主治医に相談して、回復までの時期の目安などを聞くのもよい

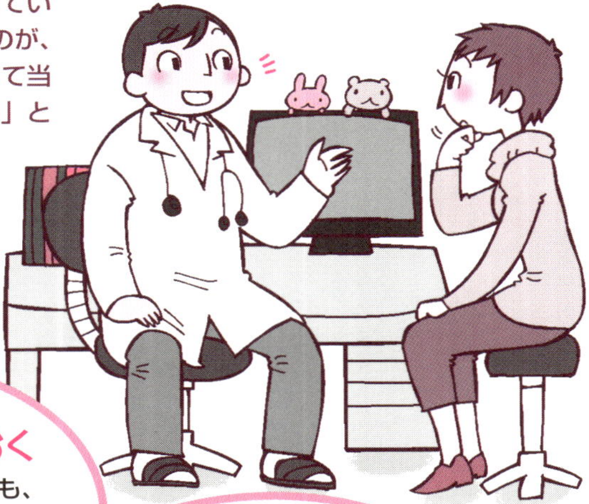

回復の見通しを知っておく

どんなに不安の強い子でも、親や先生がそのつらさに理解をよせ、ステップをふんで励ましていけば回復するということを知っておく

不安について知っておく

親や先生が、不安は誰にでもあり、不安を感じること自体は問題ないと知っておく。医師などの専門家に、子どもの不安について聞くのもよい

子どもも大人も、落ち着いてから

ステップ1では、子どもが落ちこんでいるときには、あせって励ましの言葉をかけるよりも、まずはその子の話を聞くという心構えを紹介しました。

子どもは、自分の思いを親や先生に伝えるうちに、少しずつ落ち着いてきます。親や先生も、子どもの気持ちがわかってきて、過度に心配しなくなっていきます。

そうしてお互いに落ち着いてくるなかで、子どもは人の話を聞けるようになっていきます。親や先生も、子どもにかけたい言葉が思い浮かぶようになります。段階をふむことで、子どもを本当に励ます言葉がみつかるのです。

子どもの気持ちにそって言葉をかける

ステップ１で解説したように、子どもの話をよく聞けば、子どもは徐々に落ち着いてきます。親や先生もその様子をみて安心します。そうしてお互いに落ち着いてきたら、「不安は必ずやわらぐ」という見通しをもって、励ましの言葉をかけていきましょう。

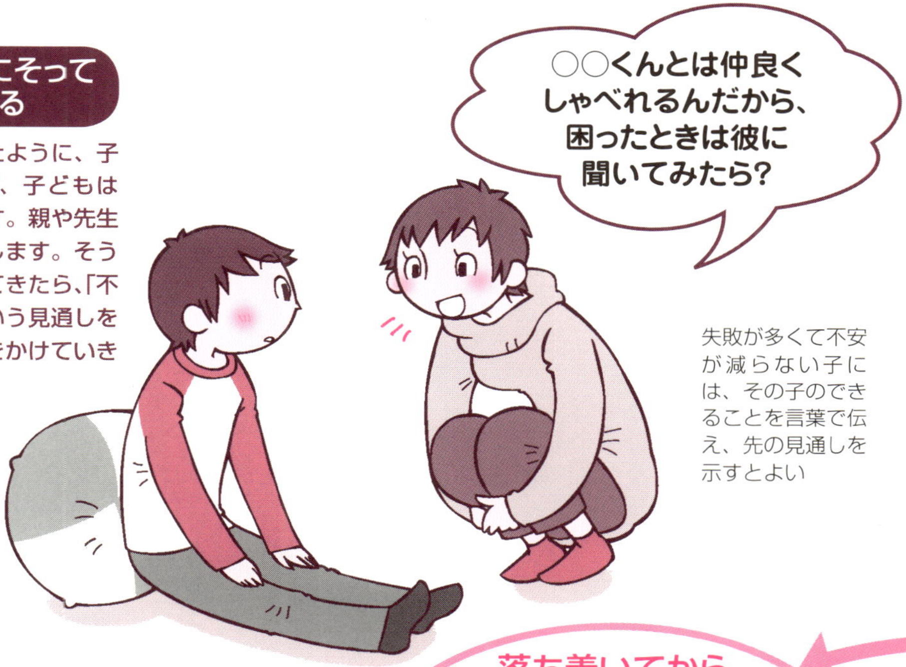
○○くんとは仲良くしゃべれるんだから、困ったときは彼に聞いてみたら？

失敗が多くて不安が減らない子には、その子のできることを言葉で伝え、先の見通しを示すとよい

落ち着いてから言葉をかける

子どもも親や先生も落ち着いて話せるようになってきたら、不安をやわらげるための言葉をかけていく。なかなか落ち着かない場合はステップ１にもう一度とりくむ

あせらずに言葉かけを続ける

見通しをもって言葉をかければ、子どもも安心して聞ける。少しずつ元気や自信をとり戻していくが、回復には時間がかかる。じっくりと言葉かけを続ける

POINT
言葉かけの基本

○ 共感を示しながら、できていることを伝える

- 「心配だね」「わかるよ」と共感の言葉をかける（P48）
- 「そうか、〜なんだ」と子どもの気持ちを代弁する（P50）
- できていること、次にできそうなことを伝えてやる気を引き出す（P52・P54）

× 悩みすぎることを否定的にとらえて、反省させる

- 「そんなに考えすぎないで」と、その子の悩みを否定する
- 「練習して、自信をつけよう！」と、厳しい課題を設定する
- 「〜なところがよくないんじゃない？」と、反省をうながす

言葉かけの基本

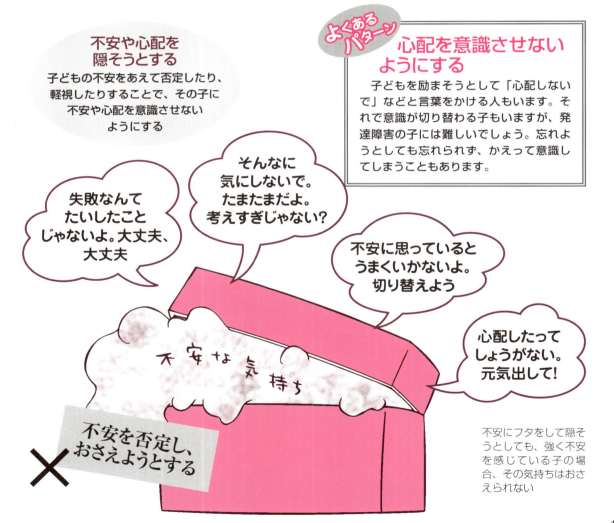

「心配だね」と共感の言葉をかける

不安や心配を隠そうとする

子どもの不安をあえて否定したり、軽視したりすることで、その子に不安や心配を意識させないようにする

よくあるパターン

心配を意識させないようにする

子どもを励まそうとして「心配しないで」などと言葉をかける人もいます。それで意識が切り替わる子もいますが、発達障害の子には難しいでしょう。忘れようとしても忘れられず、かえって意識してしまうこともあります。

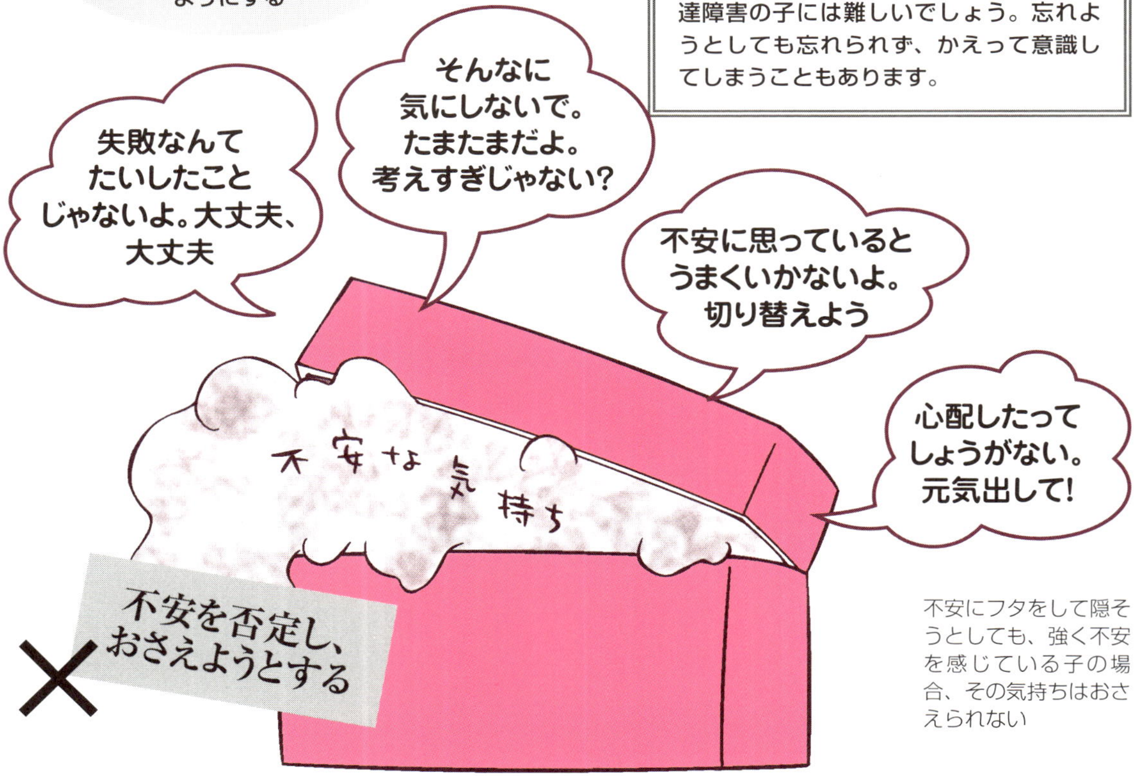
失敗なんてたいしたことじゃないよ。大丈夫、大丈夫
そんなに気にしないで。たまたまだよ。考えすぎじゃない？
不安に思っているとうまくいかないよ。切り替えよう
心配したってしょうがない。元気出して！
不安な気持ち
×
不安を否定し、おさえようとする

不安にフタをして隠そうとしても、強く不安を感じている子の場合、その気持ちはおさえられない

○ 不安を受け止め、共感を示す

そうだよね、心配だよね。そう思っているのはわかったよ

なるほど。どうしても気になっちゃうんだね

誰でも、そういう気持ちになることはあるよ

そうだね、すぐには元気になれないよね

親も不安を受け止める

「心配しないで」ではなく「心配だね」と声をかける。子どもが不安に感じていることを親も不安として受け止める

不安はあってもよいと考える

不安を無理に消そうとしない。多少はあってもよいものと考える。不安と付き合いながら生活することを目標に

不安を過度に増やさない

共感を示しながらも、失敗ばかりではないことを伝え、不安や心配がそれ以上拡大しないように言葉をかけていく

対応のヒント　不安を受け止めて共感の言葉をかける

「心配しないで」となだめても、心配でたまらない子どもの心には響きません。そうではなく、子どもが不安を感じていることを受け止め、「心配だね」「わかるよ」などと共感の言葉をかけていきましょう。

初体験が不安な子の場合

ＡＳＤの子で、初体験に不安を感じやすい子の場合には、また別の対応が必要になります。

その子の不安に共感をよせるとともに、体験前に文字や写真などを使って入念な説明をおこない、不安をやわらげるためのサポートも心がけましょう。

言葉かけの基本

「そうか、〜なんだね」と子どもの気持ちを代弁する

よくあるパターン

対処法を大人の言葉で説明する

子どもが困っている状況、その子の気持ち、発達の特性がわかってくると、親や先生は対処法を説明して問題解決をはかろうとしがちです。しかしその内容やペースが、子どもには難しい場合もあります。

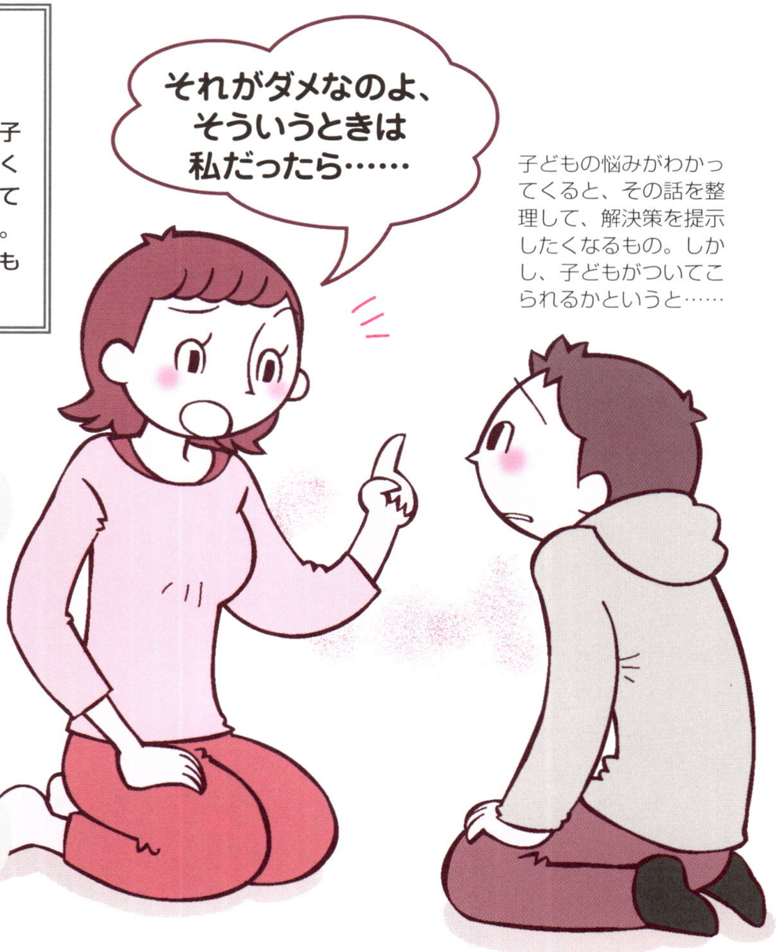
それがダメなのよ、そういうときは私だったら……

子どもの悩みがわかってくると、その話を整理して、解決策を提示したくなるもの。しかし、子どもがついてこられるかというと……

子どもの話を聞く

話を聞いて、子どもが苦しんでいるわけを考える。考えていくうちに、親や先生なりの解決策を思いつく

↓

解決策を説明する

子どもに解決策を説明するが、大人の言葉で高度なやり方を示しても、子どもには参考にならないことが多い

対応のヒント

子どもの言い方や考え方を尊重する

大人の考えを押しつけるのではなく、子どもの気持ちを代弁するつもりで話を整理し、対策を示していきましょう。その子の言い方や考え方に大人が合わせることで、話が通じやすくなり、子どもを元気づけられるようになります。

子どもの話を聞く

話を聞いて、子どもが苦しんでいるわけを考える。子どもは最初から自分の思いをすべて言えるわけではない。時間をかけて対話を重ねる

子どもの気持ちを代弁する

子どもの話を整理し、その子の気持ちを代弁するような形で内容を確認したり、対策を伝えたりする。子どもの言い回しを復唱するのもよい

子どもの不安がやわらいでいく

子どもは「ちゃんと話が通じている」と感じて安心する。少しずつ落ち着いていき、親もホッと安心できる

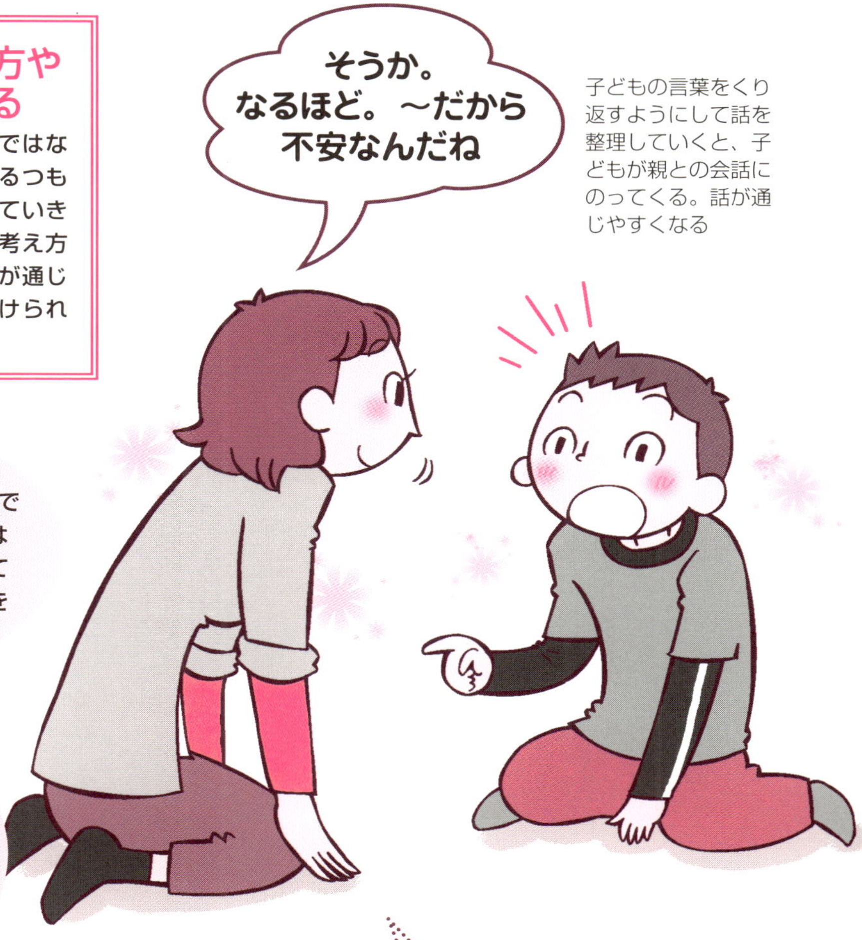

子どもの言葉をくり返すようにして話を整理していくと、子どもが親との会話にのってくる。話が通じやすくなる

わかりやすい伝え方の例

- 「わからない」「無理」といった、子どもなりの言い方を否定しない。「そうか、無理だと思うんだね」などと受け止める
- 「～だから」などと子どもが考えを話したら、「～だから○○したんだね」と復唱しながら、話を整理していく

言葉かけの基本

「〜はできていたね」と、成功を言葉にする

失敗したことを注意する

「できていないこと」などを具体的に伝えると、発達障害の子はその言葉にとらわれ、自己否定的になってしまう場合もある

反省や対策をうながす

子どもに課題を認識させ、その子なりの反省や対策を考えさせようとしても、子どもがうまく目標を立てられず、困ってしまう場合も

よくあるパターン

失敗を言葉で伝えてしまう

早く課題に気づかせ、立ち直らせようとして、子どもに問題点を伝えるという例もよくみられます。改善すべき点を伝え、反省をうながそうとするのですが、子どもを責めるような形になりがちです。

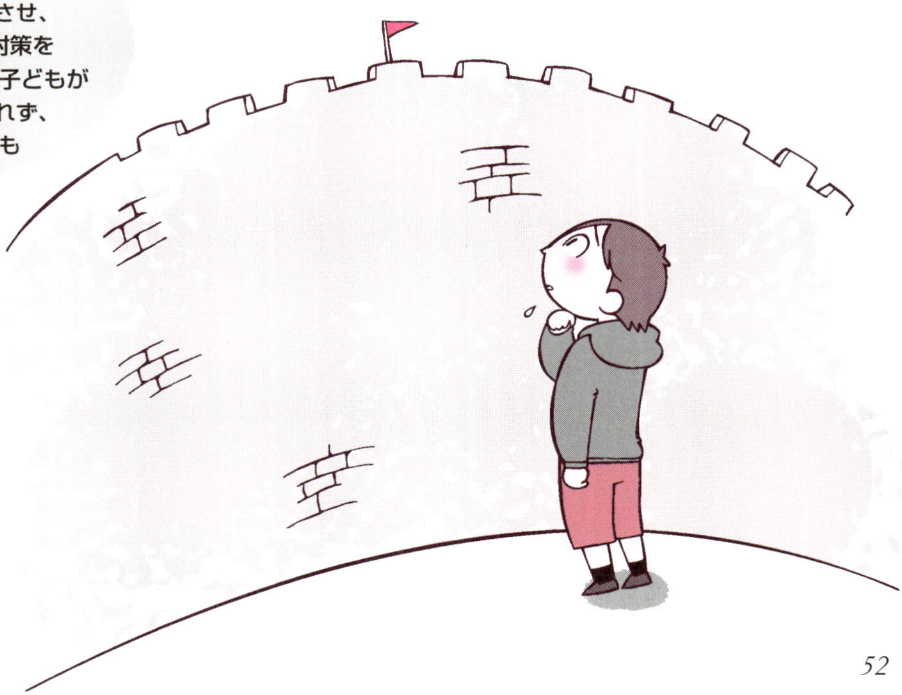

失敗や問題点ばかりを意識して、高すぎる目標を立てると、発達障害の子には超えられない壁となり、ますます落ちこんでしまう場合もある

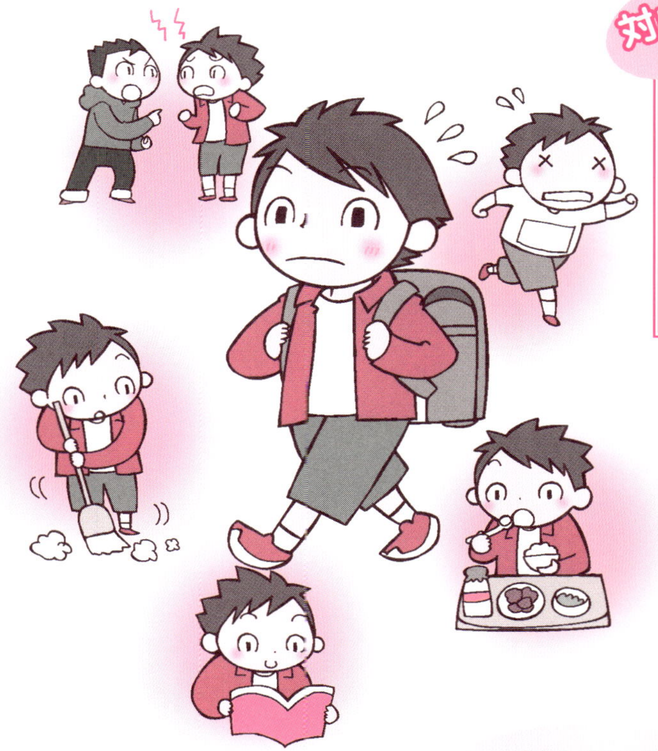

対応のヒント

できていることを探して言葉に

子どもは失敗や不安を語ります。それを受け止め、共感の言葉をかけていくわけですが、次はうまくいかないなかでも、その子が「できていること」を探して言葉にしましょう。子どもが自分の長所に気づきます。

子どもの1日を振り返る

生活のなかで目立つのはトラブル。だから失敗に目が向きやすい。しかし子どもの１日をじっくりと振り返れば、失敗以外もみえてくる

できていることをみつける

１日のなかには、よくできていること、今日からできるようになったこともある。「自分からあいさつをした」といった簡単なことでもよいので、成功に目を向ける

「丁寧に掃除をした」など、当たり前とも思えることの一つひとつに、子どもの精一杯の努力がこめられている。そこに目を向ける

できていることの例
- 朝の身支度を、遅れずにできた
- 近所の人に自分からあいさつした
- きょうだいと仲良く話せた
- グループの話し合いで発言できた
- 失敗したけれど運動をがんばった

言葉にして伝える

できていることをみつけたら、それを言葉にして、子どもに伝える。失敗ばかり意識していた子も、自分の「できること」に気づけるようになる

言葉かけの基本

「～してみたら？」と、次にできそうなことを伝える

不安を意識させる

子どもに「不安なら～」「不安なときは」などとひんぱんに語りかけ、その子に不安を意識させすぎてしまう

不安対策にとりくませる

「冷静になる」「対策を考える」「練習する」などの不安対策を教え、子どもに正面からとりくませる

よくあるパターン

不安に正面からとりくませる

子どもの不安についてよく学んだ人が、悩んでいる子に「不安になるのは自然なこと」「落ち着けば消えていくよ」などと説明し、不安に正面からとりくませようとすることがあります。しかし子どもはそんなにうまく考えを切り替えられません。

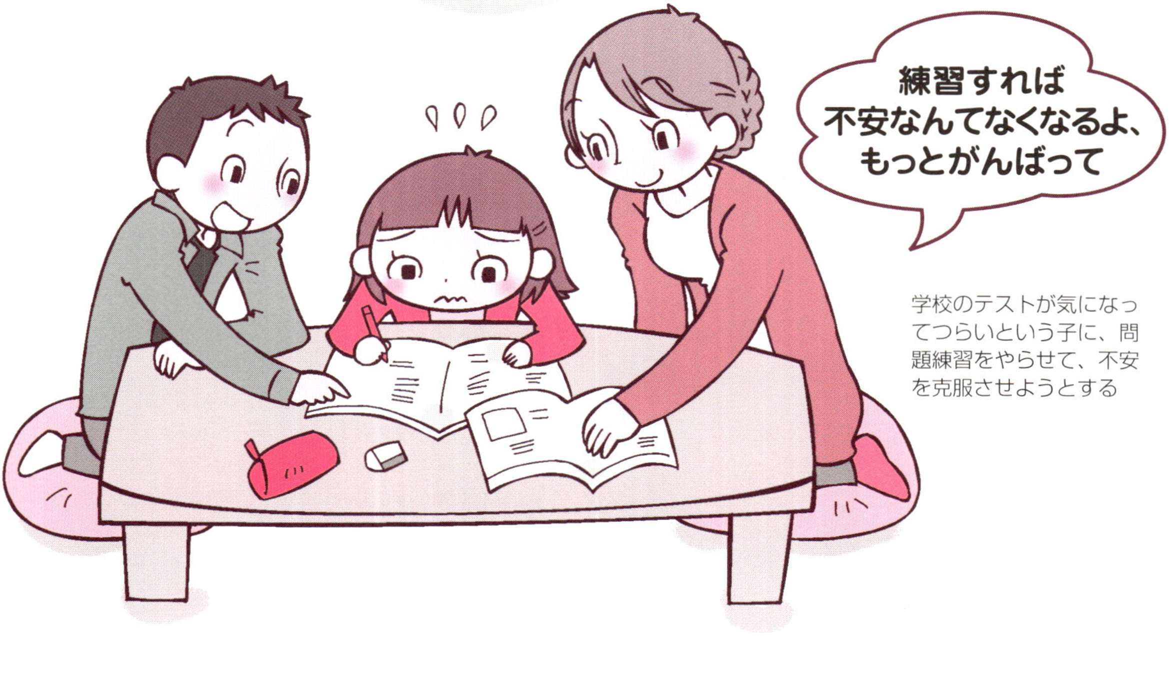
練習すれば不安なんてなくなるよ、もっとがんばって

学校のテストが気になってつらいという子に、問題練習をやらせて、不安を克服させようとする

対応のヒント

日常会話のなかでさりげなく伝える

思い悩んでいる子に不安対策を正面から教えこむと、かえって不安をあおってしまいます。それよりも、日常会話のなかで「～してみたら？」と、その子のできそうなことを伝えましょう。それが不安対策になります。

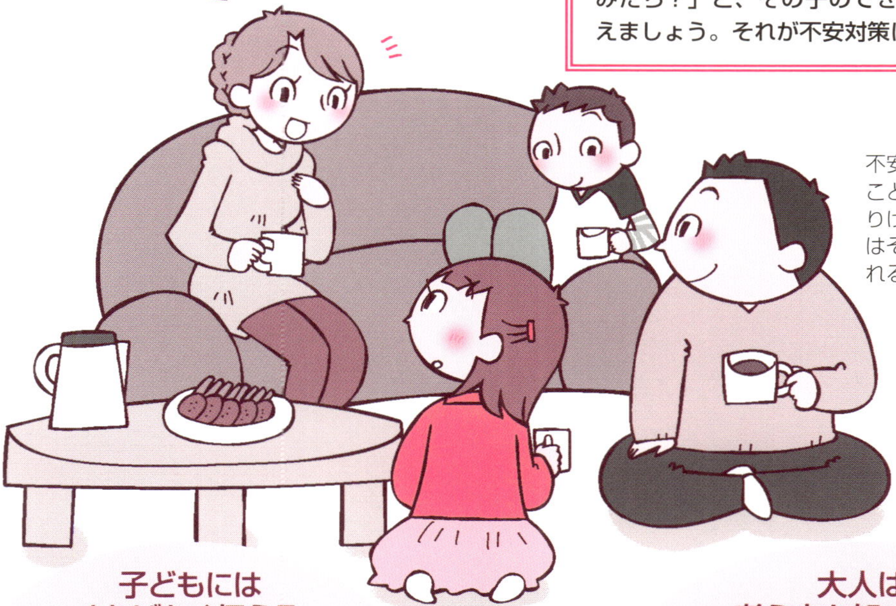

不安な子でもできそうなことを、会話のなかでさりげなく伝える。子どもはその言葉に勇気づけられる

子どもにはさりげなく伝える

不安対策ではなく、子どものできそうなことを伝える。子どもが不安よりも目標を意識できるようになる

大人は考え方を知っておく

親や先生が不安のことや、発達障害の子の不安の強さを知っておくのは重要。知っていれば適切な言葉をかけられる

こんな言い方で伝えていく

- 好きなことを発表のテーマにしてみたら？
- ○○さんとは仲良くできそうじゃない？
- テストの日までに苦手なところの復習をしてみたら？

こんな考え方を知っておく

- 誰でも不安になる。不安になるのは自然なこと
- 考え方しだいで不安を追い払うことができる
- 気にすれば気にするほど、不安がつのってしまうもの

Q&A 過去の失敗をどうしても引きずってしまう場合は？

Q 練習して克服すればよいのでは？

A できること・できないことがあります

一生懸命に励ましの言葉をかけても、子どもが過去の失敗を気にしていて、前向きになれないこともあります。

大人はあせって「いいからやってごらん」などと実践や練習を求めてしまいがちですが、**発達障害の子の場合、どうしても苦手で、練習だけでは対処しきれないこともあります。**「がんばればできる」と追いこむのではなく、「こうすればできる」と、その子にできそうな方法を具体的に伝えてください。

どんなに消極的な子にも、心のなかには大きなやる気が隠れています。そのやる気を引き出すことをイメージして、目標を示していきましょう。

Q 苦手なことから逃げていても大丈夫？

A できる範囲でとりくんでいきましょう

いくら過去に失敗したからといって、その課題をさけていたら子どもに逃げるクセがついてしまうと感じる人もいるかもしれません。課題をさけるうちに

工夫しだいで克服できること

行動をその子なりに調節することはできる

- 友達や先生と会話をする
- 配慮を得て、集団行動に参加する
- こだわりすぎないようにする

工夫しても克服しにくいこと

人に合わせること、感覚的な苦痛にたえることは難しい

- 友達との会話をリードする
- 集団のなかで臨機応変に行動する
- 苦手な音やにおいにたえる

苦手意識がつくというのは事実です。

しかし、その考え方で発達障害の子に失敗を乗り越えさせようとすると、何度チャレンジさせてもうまくいかず、子どもがそれまで以上に自信を失い、消極的になってしまうこともあります。

難しい課題には、子どもの得意なやり方に切り替えたり、親や先生がサポートして環境を整えたりするなど、**とりくみ方を調整し、できる範囲でとりくんでいくとよいでしょう。**

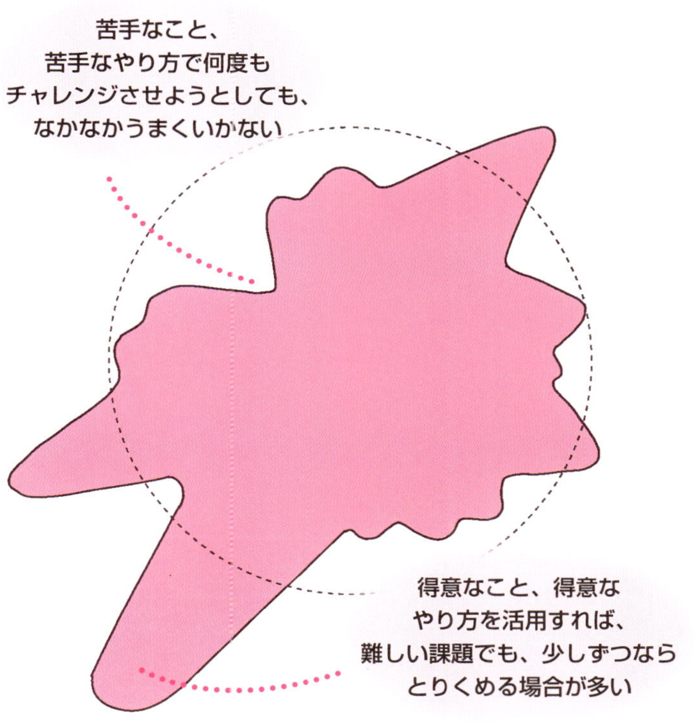
苦手なこと、
苦手なやり方で何度も
チャレンジさせせようとしても、
なかなかうまくいかない
得意なこと、得意な
やり方を活用すれば、
難しい課題でも、少しずつなら
とりくめる場合が多い

Q 失敗を思い出すとパニックになる場合は？

A 「心の傷」が残っているかもしれません

なかには、失敗したときの話をしただけでパニック状態になってしまう子もいます。大声を上げたり、泣き出したりして、その話を強く拒絶するのです。

そのように**激しい感情表現がみられるときには、子どもにトラウマ（心の傷）が残っている可能性があります。**丁寧に励ましても効果が出ない可能性が高いので、医療機関に相談しましょう。

トラウマ（心の傷）が残っている場合

失敗の記憶が強く、そのことを思い出すだけで心身にさまざまな症状が出てしまう。薬物療法などの治療が必要な場合もあるので、児童精神科などを受診する

言葉かけの注意点

理屈だけでなにもかも解決しようとしない

よくあるパターン

言葉かけで解決をあせる

子どもに共感や励ましの言葉をかけられるようになると、そうして話しかけることで、多くの問題が解決するように思えてきます。しかし、そこであせって言葉をかけすぎると、うまくいかないときもあります。

言葉かけのコツを学ぶ

子どもの様子をよくみるとともに、育児書を読んだり、セミナーに参加したりして、子どもを励ますためのコツを学んでいく

言葉を選んで励まし続ける

子どもにやさしく言葉をかけられるようになる。なにか問題が起きても、言葉で励ませばよいという気がしてくる

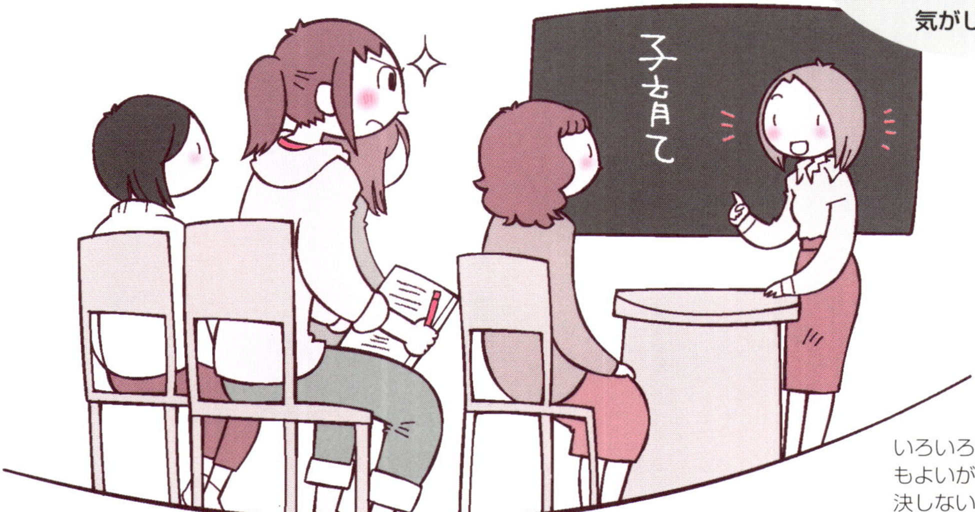

いろいろな考え方を学ぶのもよいが、理屈だけでは解決しないこともある。言葉に頼りすぎないほうがよい

対応のヒント

励ましの言葉をひかえるときもある

できていることを伝えていくうちに、子どもが急に自信をもって難題にとりくんでしまうことがあります。無理をさせないことも大切です。子どもに意欲が出てきたら、ステップ３に進み、無理のない目標の示し方を考えていきましょう。

励ましの言葉をかける

言葉をかけて子どもに共感を示したり、できそうなことを伝えたりする。それが子どもへの励ましになる

いろいろと言葉をかけすぎると、子どもがはりきって無理をしてしまうことも。そのときには言葉をひかえたほうがよい

子どもが楽になる

親や先生の言葉を聞いて、自分はダメではない、できていることもあると感じ、気持ちが楽になっていく子もいる

子どもが無理をする

励ましの言葉を聞いて、子どもが急にがんばりすぎ、無理をして失敗してしまうこともある

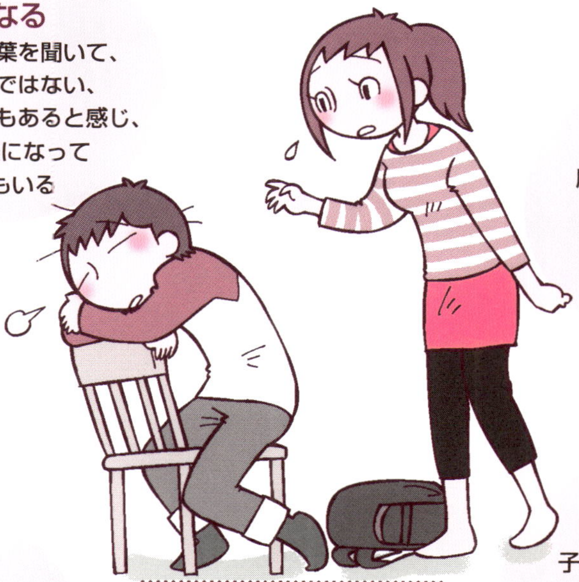

そのまま伝え続ける

一度励ませればそれで終わりというわけではない。子どもの努力を肯定するように、励まし続けていく

子どもを止める

子どもががんばりすぎているときには、その子を止めて、少し休ませ、あらためて目標を示すようにする

言葉かけによって子どもが楽になっているか、無理をしているか、様子をみて、言葉のかけ方を見直していく。

言葉かけの注意点

「悩んでもいいんだよ」と言っておく

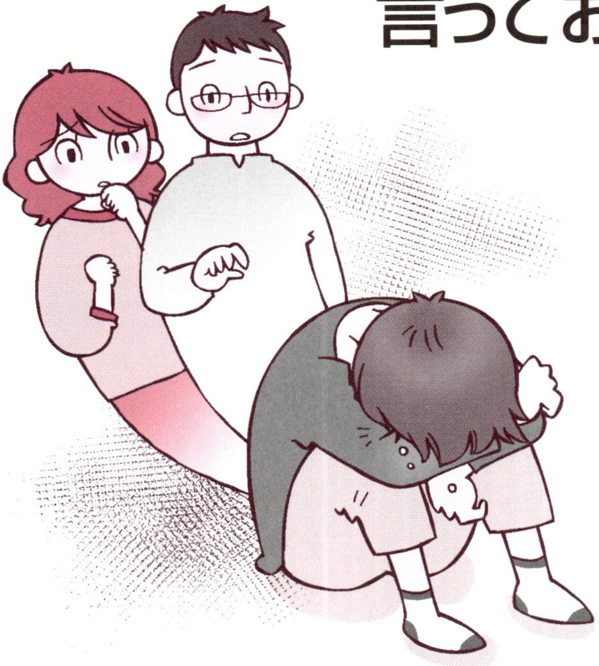

悩みを抱えて立ち止まっている子をみると、いてもたってもいられず、なにかさせたくなるという人もいる

よくあるパターン

共感しながらもせかしてしまう

子どもに「心配だね」と言葉をかけるとき、親や先生があせっていると「心配なのはわかったよ」などと話を打ち切り、話題をすぐに変えてしまうことがあります。結果として、子どもをせかすことになり、うまくいきません。

子どもがいつも悩んでいる

積極的に活動できず、「失敗するかも」「やり方がわからない」などと、悩んでばかりいる

やめさせる

「悩んでいても変わらないし」などと声をかけ、子どもに考えるのをやめさせる。悩みを否定してしまう

活動させる

子どもがまだ次の目標をもてないうちに、活動をうながし、その子をあせらせてしまう。失敗につながる

対応のヒント

「悩んでもいいんだよ」と伝える

　言葉をかけるコツがわかってきても、あせらずに。子どもには「悩んでもいいんだよ」と伝えましょう。そして、その子の不安を受け止める時間をつくってください。悩むことを肯定してあげたほうが、子どもの気持ちは落ち着きます。

子どもの部屋など、その子がリラックスできる場所で、飲み物なども用意して話を聞くとよい

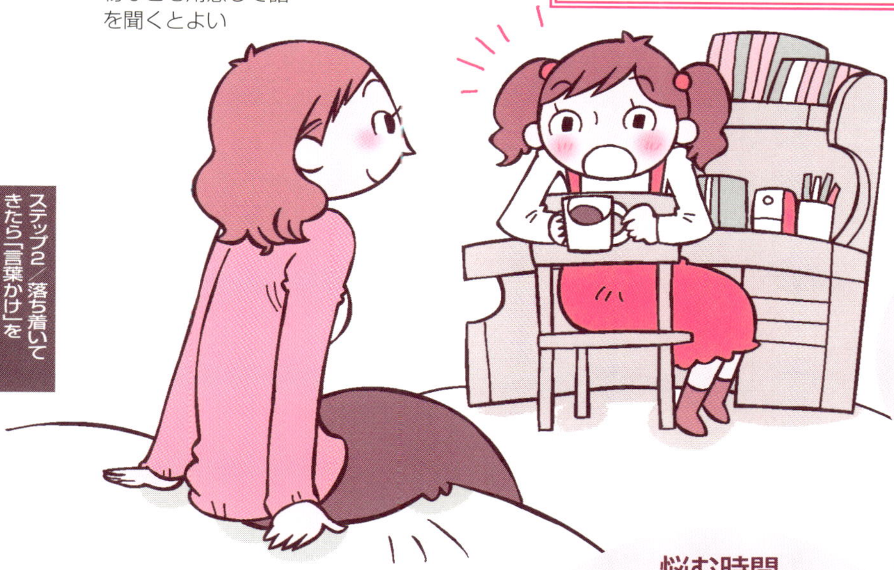

悩むことを肯定する

子どもに「これはできているよ」「でも悩みもあるよね」などと話しかけ、悩みを聞く時間をもうける

悩む時間として設定する

悩みは聞くが、不安や心配が拡大しないように「悩む時間」を設定する。子どもと相談し、「月水金の夜８時から 15 分」などと具体的に決める

　設定した時間以外に子どもが「ちょっと聞いて」などと話しかけてきたときには、「○時にまとめて聞くよ」と答える。設定を守ることで、子どもの不安の拡大を止めることができる。

実践して様子をみる

決めた通りに実践する。時間が短かったり長かったりしたら調整する。適度に悩む時間がもてると、子どもの気持ちは安定し、過剰に悩むことがなくなる

COLUMN

子どもが言葉の意味を意識しすぎる場合は

意識をうまく活用したい

発達障害の子のなかには、親や先生が励まそうとして伝えた言葉の意味を気にする子がいます。特定の言葉や言い回しに過度に反発したりこだわったりして、話がこじれてしまうのです。ASD の子によくみられます。

子どもが言葉にこだわっていると、言葉かけが面倒になってやめてしまう人もいますが、考え方を切り替えて対応しましょう。

こだわりが強い子は、言葉をしっかりと受け止め、自分の力に変えることができます。あれこれと雑多に話しかけるのではなく、ポイントをしぼり、重要なことをポジティブな言い方で伝えるようにしてください。

ネガティブな言葉にいちいち反発したり落ちこんだりする

言葉で伝えた方法にとらわれ、意識がなかなか切り替わらない

伝えたことの一部だけを強く覚えていて、話が食い違う

「こだわりが強くて話しにくい」と考えるのではなく、「まじめだから丁寧に伝えよう」と考える

言葉を慎重に選び、なにごともポジティブな言い方で伝える

対策などを伝えるときは、例外もあらかじめ説明する

ポイントを紙に書いて、それをみせながら話しかける

ステップ3

「できる」を増やして不安をやわらげる

言葉をかけて励ませるようになってきたら、
次は子どもの達成できそうな目標を示し、
チャレンジすることを応援して、
子どもの自信を育てていきましょう。
「できることがある」ということを、
いっしょに確かめ、少しずつ増やしていきます。

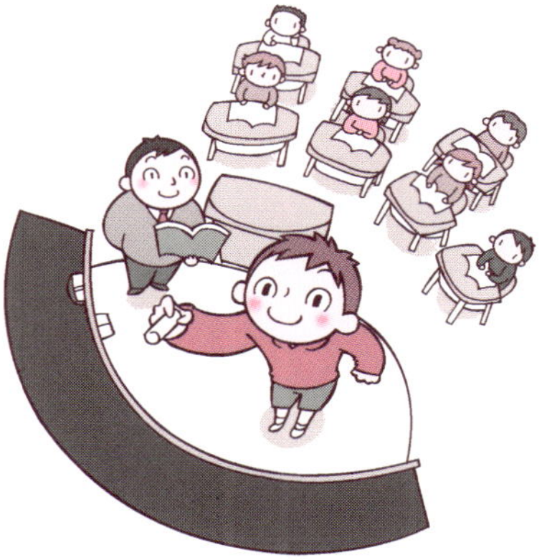

子どもを励ます

ステップ3

目標を示して、子どものチャレンジを応援する

励ますと自信がついてくる

　子どもの悩みに思いをよせ、少しずつ励ましていくと、ひどく落ちこんでいた子でも、少しずつ自信をとり戻していきます。

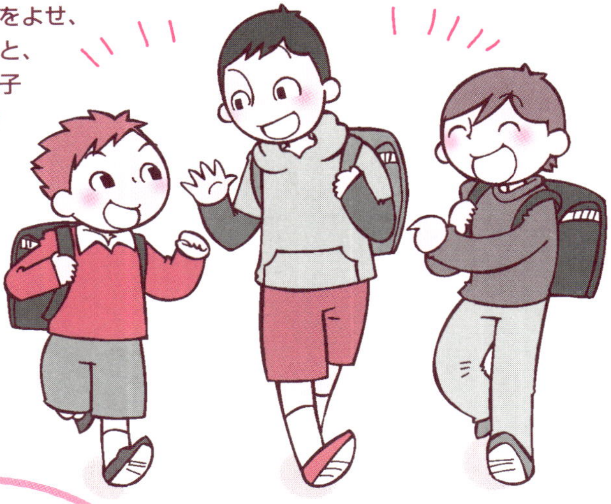

学校生活や人間関係などへの苦手意識がやわらぎ、心配しすぎることが減っていく

言葉をかけて励ます

ステップ２のような形であせらずに言葉をかけていくと、親も先生も、子どもを少しずつ励ませるようになる

子どもに自信がついてくる

本人も親や先生の言葉に勇気づけられる。悩みながらも「自分にもできることがある」という自信をもてるようになる

言葉をかけたあとのケアも重要

　ステップ２では落ちこんでいる子を励ますための言葉かけを紹介しました。「励まし方」というと、そのように、子どもに語りかけ、元気づける方法というイメージがあるのではないでしょうか。

　しかし、言葉をかけることだけが「励まし」ではありません。言葉で「できるよ」と伝えるだけでなく、子どもが実際にチャレンジし、「できた」と実感できるようにサポートしていくことも重要です。そのためには、子どもに適度な目標を示し、その子がチャレンジしやすい環境を整えることが必要。この本ではそれも含めて「励まし方」と考えています。

できそうなことにチャレンジ！

子どもに自信がつき、気持ちが前向きになっていても、苦手なこと、過去に失敗したことにそのままチャレンジさせてはいけません。わざわざ難しいことにとりくませ、また挫折させるのではなく、達成できそうな目標を用意しましょう。

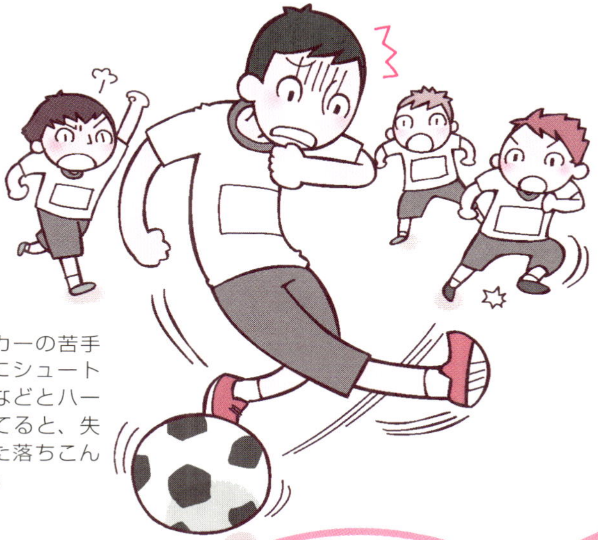

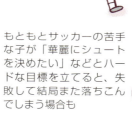

もともとサッカーの苦手な子が「華麗にシュートを決めたい」などとハードな目標を立てると、失敗して結局また落ちこんでしまう場合も

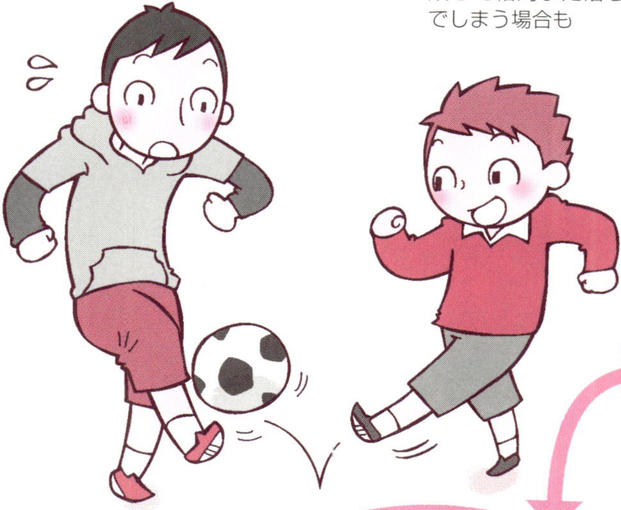

仲のよい友達とパスを練習するなど、適度な目標にとりくむと「自分もできるかも」「こんなプレーもしてみたい」と希望が広がっていく

難しいことは難しい

積極的に活動できるようになるが、発達の特性によって難しいことは以前と変わらず難しい。無理にチャレンジさせると失敗につながりやすい

考えを切り替える

親が適度な目標を示す

子どもが達成できそうな目標を示す。その目標に実際にチャレンジし、「できた」という実感をもつことが自信につながる。それも励ましになる

POINT

発達障害の子のなかには、目標を立てるのが苦手な子がいる。自信を失って目標をもてない子や、極端に高い目標を設定する子、目標にとらわれて無理をする子など。その場合は親や先生が目標を示したほうが、成長につながりやすい。

チャレンジしやすい環境づくり

子どもを手伝いすぎずに成長をそっと見守る

子どもをできるかぎり手伝う

安心させるために、できるかぎり手伝ったり教えたりする。場合によっては持ち物の準備などを代わりに済ませる

手伝わないと不安になるように

親や先生が対応することが習慣化し、本人にやらせようとすると強い不安をもつようになってしまうこともある

よくあるパターン

できるかぎり手伝い、安心させる

子どもが不安げに「手伝って」「教えて」と頼ってきたときには、ひとまず対応してよいのですが、なんでも手伝っていると、チャレンジの機会を減らし、不安を助長してしまうことがあります。長い目でみると、適切なサポートにならない場合もあるのです。

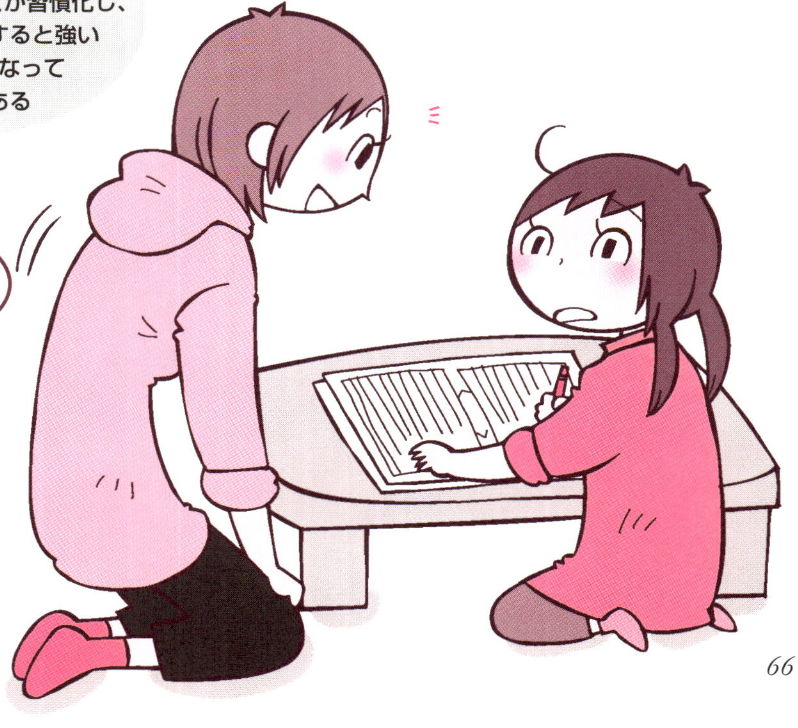
作文が進まないのね。テーマは修学旅行の感想でしょう？ お寺をみたときのことを順番に書いてごらん

手伝うことが当たり前になってくると、宿題の内容を親が確認し、解決策を指示してしまうという場合も

理科はけっこうできるんだ。いつも手伝いすぎているかも

子どもが年下のきょうだいの面倒をみているときなどに、本人が主体的にとりくんでいる様子をよくみておく

対応のヒント　手を止めて、子どもの様子を見守る

子どもが苦手で不安を感じていることでも、いつまでも手伝い続けるわけにはいきません。一度手を止めて、子どもの様子をみてみましょう。親が手を止めることで、子どものチャレンジが増えていきます。

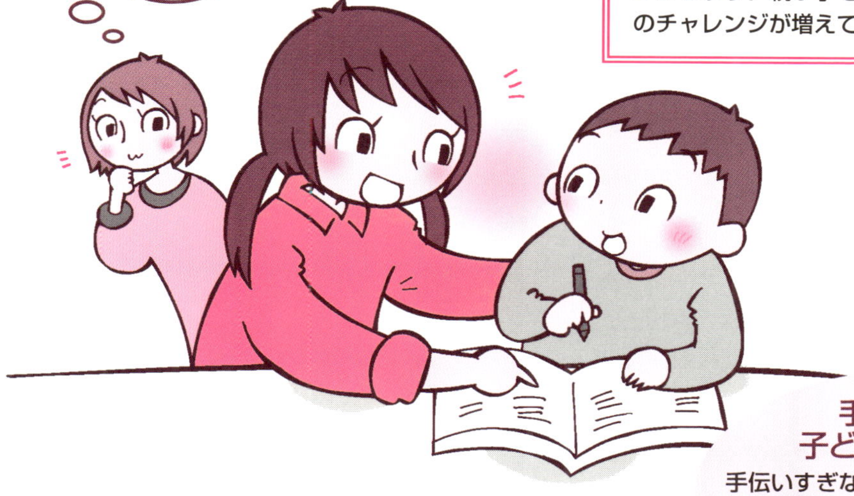

手を止めて子どもをよくみる

手伝いすぎないように意識しながら、毎日子どもの様子をよくみる。手伝いの必要なこと、本人にできることを見分けていく

昨日、今日の成長がみえてくる

子どもが自分でできること、今日できるようになったことに気づけるようになっていく。子どもの成長が感じられる

チャレンジが増えていく

できていることは本人にまかせる。そうすることで子どもが自らチャレンジする機会を増やしていく。成長をそっと見守る

POINT

発達障害の子は、自分でできそうなことでも不安を感じて積極的になれない場合がある。そのとき少し手を貸すのがポイント。不安がやわらいできたら本人にまかせる。

チャレンジしやすい環境づくり

もともと得意なことにチャレンジしてもらう

よくあるパターン

できていないことが目につく

子どもの成長に目を向けようとしても、どうしても「できていないこと」が気になり、親や先生がそれを目標にしてしまうということが、よくあります。しかし高い目標は子どもに重圧をかけ、不安を強化してしまいがちです。

できないことを心配して目標に

友達付き合いや持ち物の管理など、子どもがとくに失敗しやすいことを目標に。そのための工夫や練習を求める

子どもは目標で頭がいっぱいに

難しいことが目標になると、なかなか克服できず、子どもは失敗ばかり意識してしまい、自己否定的になっていく

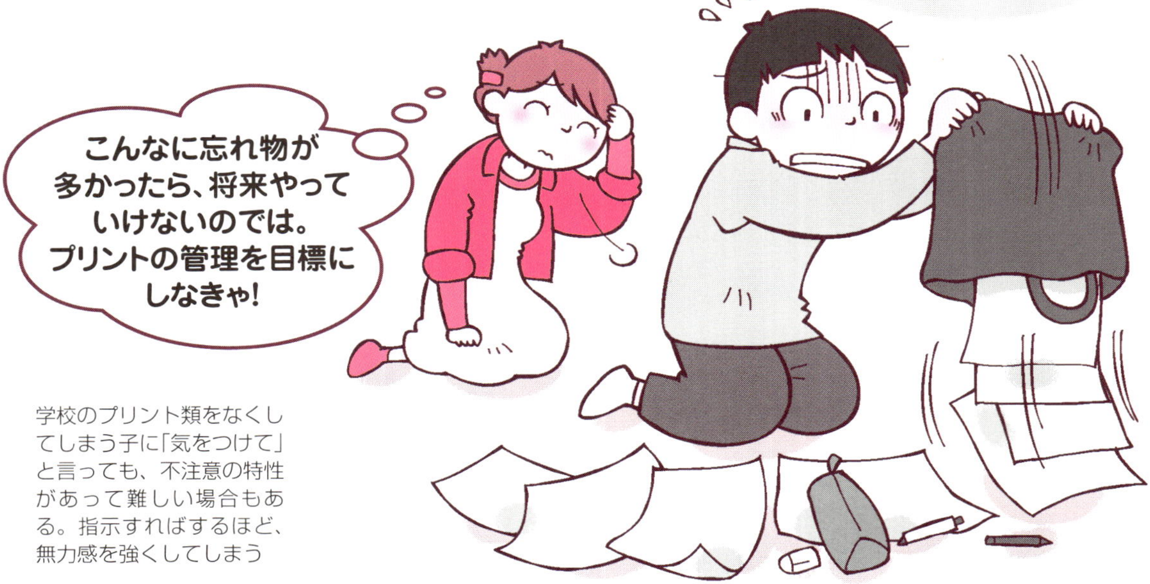
こんなに忘れ物が多かったら、将来やっていけないのでは。プリントの管理を目標にしなきゃ!

学校のプリント類をなくしてしまう子に「気をつけて」と言っても、不注意の特性があって難しい場合もある。指示すればするほど、無力感を強くしてしまう

得意なことに注目する

子どもの趣味や、家事の手伝い方、
学校の各教科などのなかから、
その子が得意としていることに
注目する

得意なことをみせてもらう

得意ですでにできていることを、
実際にやってみせてもらう。
子どもが主体的に工夫したこと、
努力したことなどを聞く

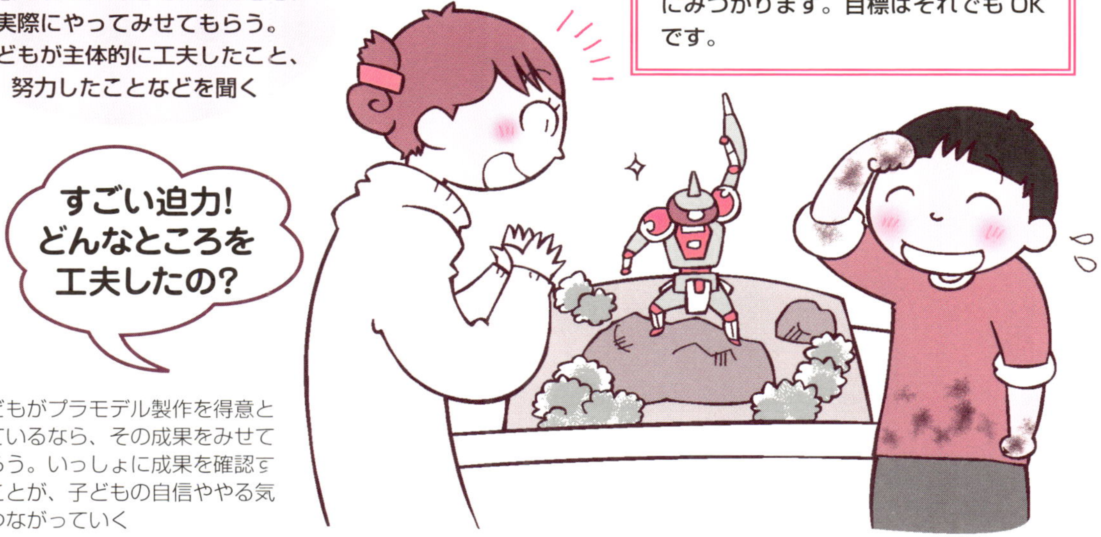

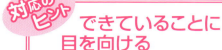

子どもがプラモデル製作を得意としているなら、その成果をみせてもらう。いっしょに成果を確認することが、子どもの自信ややる気につながっていく

対応のヒント

できていることに目を向ける

親も先生も、子どもの弱点だと思えるところから意識を離しましょう。難しいときには趣味など、その子が得意で集中できることに着目してみてください。子どものできそうなことがすぐにみつかります。目標はそれでもOKです。

親子の趣味として完結しないように

子どもの趣味に目を向け、その内容を理解し、ほめるように心がけていると、その趣味が親子共通のものになる場合もあります。

それでも子どもの自信や積極性は育ちますが、親子だけで完結していると、子どもが親相手には積極的に関われるものの、学校ではうまくいかないという状態になってしまう場合もあります。

子どもが自信をもてるようになってきたら、先生や友達相手にもその話ができるように、それとなくうながしていきましょう。

まずは親が
子どもの得意なことを認め、
その活動を
ほめたり励ましたりする

↓

子どもに、得意なことを
学校や地域の活動でも
いかすように、うながす

チャレンジしやすい環境づくり

成功しそうなイメージを子どもに伝える

よくあるパターン

いつか成功するのを待っている

子どもをあせらせないように、できていないことがあっても無理をさせず、できるようになるのを根気よく待っているという人もいます。けっして悪い対応ではないのですが、待っていてもうまくいかないケースもあります。

いまは無理をさせない

苦手なことでは無理をさせない。本人がチャレンジしたがっても、失敗して傷つきそうなので、活動をひかえさせている

いつかできる日を待つ

大人になるまでにはできるだろうと考え、うまくいく日を待っている。しかしその日がなかなかこない

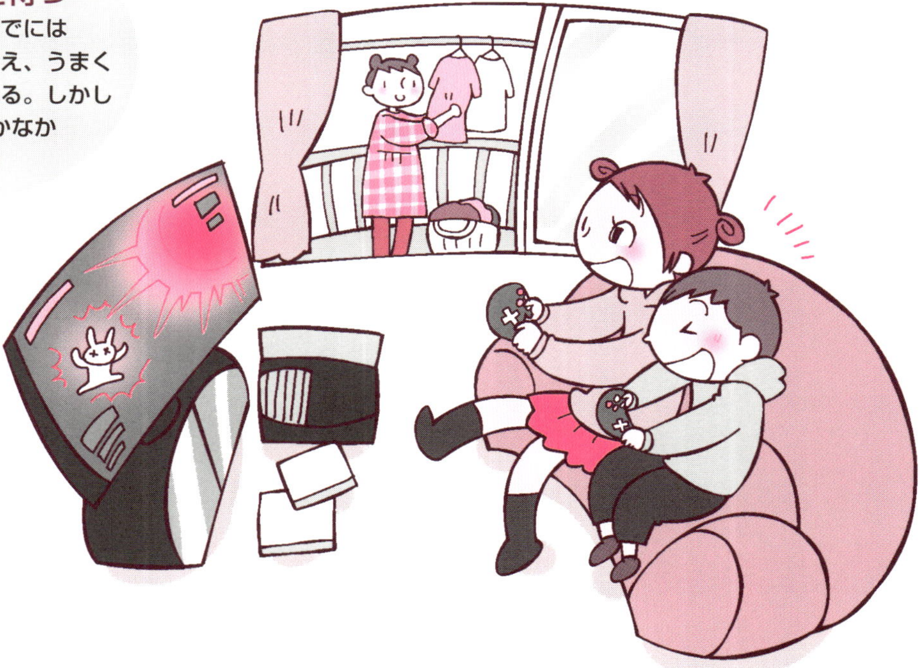

子どもが趣味を楽しみ、落ち着いて過ごせているので、チャレンジをうながさないようにしている

対応のヒント 親が成功をイメージし、子どもに伝える

失敗続きで成功のイメージがもてず、自分からチャレンジできなくなっている子もいます。親や先生が「この条件なら成功しそう」という道すじを思い描き、それを段階に分けて伝えることで、子どもが目標をもちやすくなります。

親が成功をイメージする

親や先生が、子どもの特徴を理解したうえで、苦手なことでも「この相手」「この場所」「この方法」ならうまくできそうだという成功のイメージを思い描く

↓

子どもにそのイメージを伝える

成功のイメージを子どもに伝える。「絶対に無理」と落ちこんでいた子でも「それならできるかも」と感じ、目標をもてるようになる場合がある

成功への道すじを5段階で伝える

成功のイメージを、確実にできそうな「レベル1」から、いずれはできそうな「レベル5」まで、5段階くらいに分けて伝えるのもよい。子どもが見通しをもってチャレンジできる

■友達との会話へのチャレンジの例

レベル1　聞こえる声であいさつをする
レベル2　休み時間に自分から話しかける
レベル3　自分の興味のあることを話す
レベル4　相手の興味のあることを話す
レベル5　共通の話題を探して話す

※なかなか自信がもてない子にはレベルを10段階に分け、もっとゆっくり、スモールステップでチャレンジしていける道すじを示すとよい

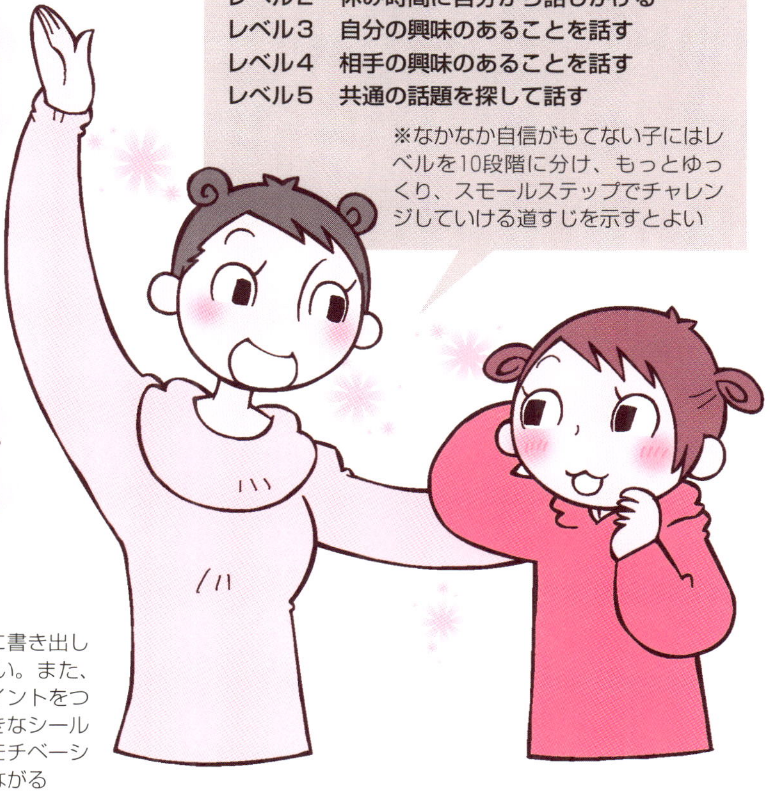

5段階の表を紙に書き出してみせるのもよい。また、達成できたらポイントをつけ、子どもの好きなシールなどを渡すのもモチベーションアップにつながる

チャレンジしやすい環境づくり

子どもが「やりたくて」「すぐできる」ことを目標に

よくあるパターン

本人がチャレンジをあきらめている

親や先生が成功を思い描き、子どもにさまざまな提案をしても、本人が完全にあきらめているという場合もあります。あまりに悲観的な様子をみると、励まし方がわからなくなってしまいます。

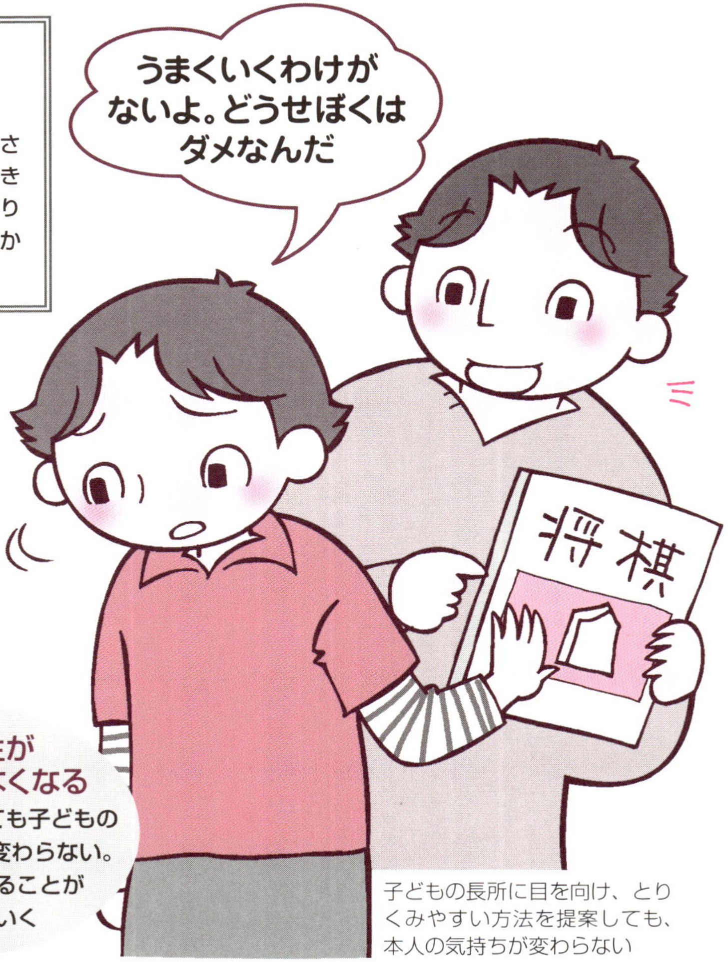
うまくいくわけがないよ。どうせぼくはダメなんだ
将棋

子どもの長所に目を向け、とりくみやすい方法を提案しても、本人の気持ちが変わらない

子どもが「どうせ……」と言う

話を聞き、言葉をかけて元気づけても、課題に向き合う段階になると、子ども本人が「やっぱり無理」「どうせ失敗する」などと言ってあきらめてしまう

親や先生がなにも言えなくなる

どんなに声をかけても子どもの悲観的な気持ちが変わらない。親や先生が言えることがなくなっていく

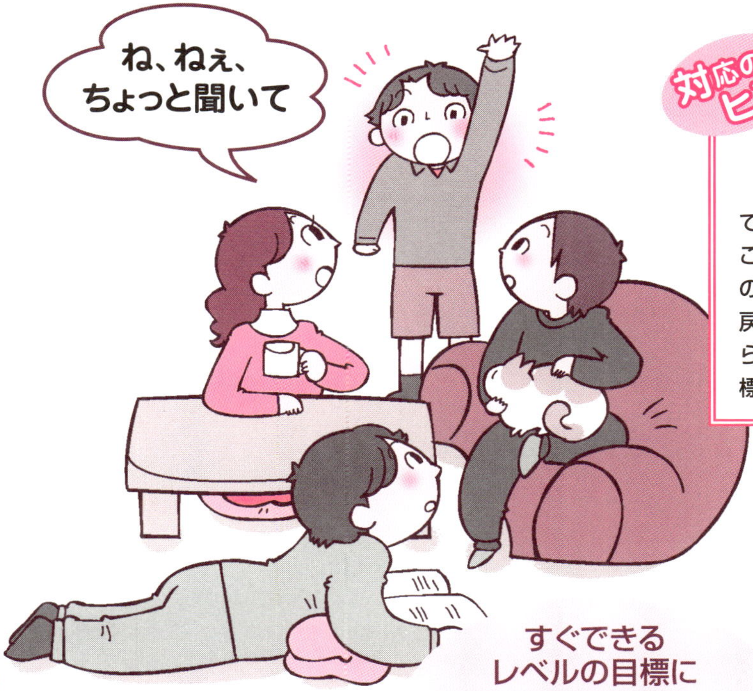

対応のヒント

子どもの希望を聞いて目標を考える

ひどく落ちこんでいる子にも、必ずできることがあります。誘いに乗ってこないのは、その提案がつらい内容なのかもしれません。ステップ1や2に戻って子どもの気持ちを確かめながら、その子がもっととりくみやすい目標を考えてみてください。

本人がやりたいことを

「どうせ」と言っている子でも、必ずなにか希望をもっている。「友達ともっと話したい」「趣味をほめてほしい」など、本人の希望を目標にとり入れる

すぐできるレベルの目標に

どんなに悲観的な子でも、なにもできないということはない。その子がすぐに実践できるレベルの目標を考え、5段階の表などで示してみる

「友達ともっと話したい」という目標に近づくため、まずは家庭で「人に呼びかけ、話しはじめる」ことを目標に。そこから一歩ずつ進めていけばよい

いま子どもがどんな段階にいるのかを考えて

子どもを励ますときには、その子がいま、どれだけの言葉や目標を受け止められるか、様子をよくみることが大切です。

なにを伝えても「どうせ」と答えるなど、ひどく落ちこんでいる状態では、目標設定よりも、その子の話を聞くことが優先。いま子どもがどんな段階にいるか、考えながら対応していきましょう。

失敗への不安が強すぎて落ち着かない状態なら
→ステップ1へ

不安はあっても落ち着いて会話ができるなら
→ステップ2へ

会話もでき、本人に自信や意欲が多少あるなら
→ステップ3へ

本人が自分なりに課題や不安に立ち向かいはじめたら
→ステップ4へ

チャレンジしやすい環境づくり

目標の調整や、次の目標設定を手伝う

その子なりのペースでがんばっていたものの、目標を高くしすぎて挫折し、落ちこんでしまうというパターンもある

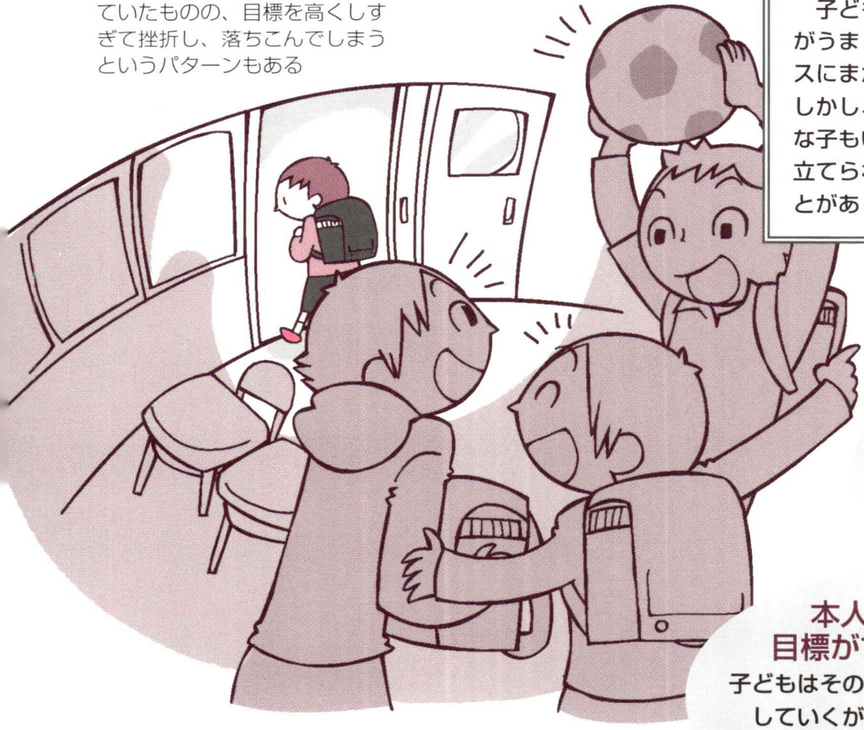

よくあるパターン

本人のペースを尊重している

子どもに一度目標を示しても、それがうまくいったら、あとは本人のペースにまかせるという例もみられます。しかし、自分で目標を立てるのが苦手な子もいます。その場合、次の目標が立てられず、チャレンジが続かないことがあります。

親や先生が次の目標を示さない

ひとつめの目標が達成できたら、あとは本人のペースを尊重して、次の目標を設定しない

本人の考える目標がずれてしまう

子どもはその子なりにチャレンジしていくが、急に高い目標を立て、失敗してしまって、傷つく場合もある

対応のヒント

本人のペースをちょっと後押し

子ども本人のペースを尊重しながらも、その歩みを少し後押しできるように、目標を示し続けましょう。73ページで小さな目標の設定を紹介しましたが、それを少しずつステップアップさせていくイメージです。

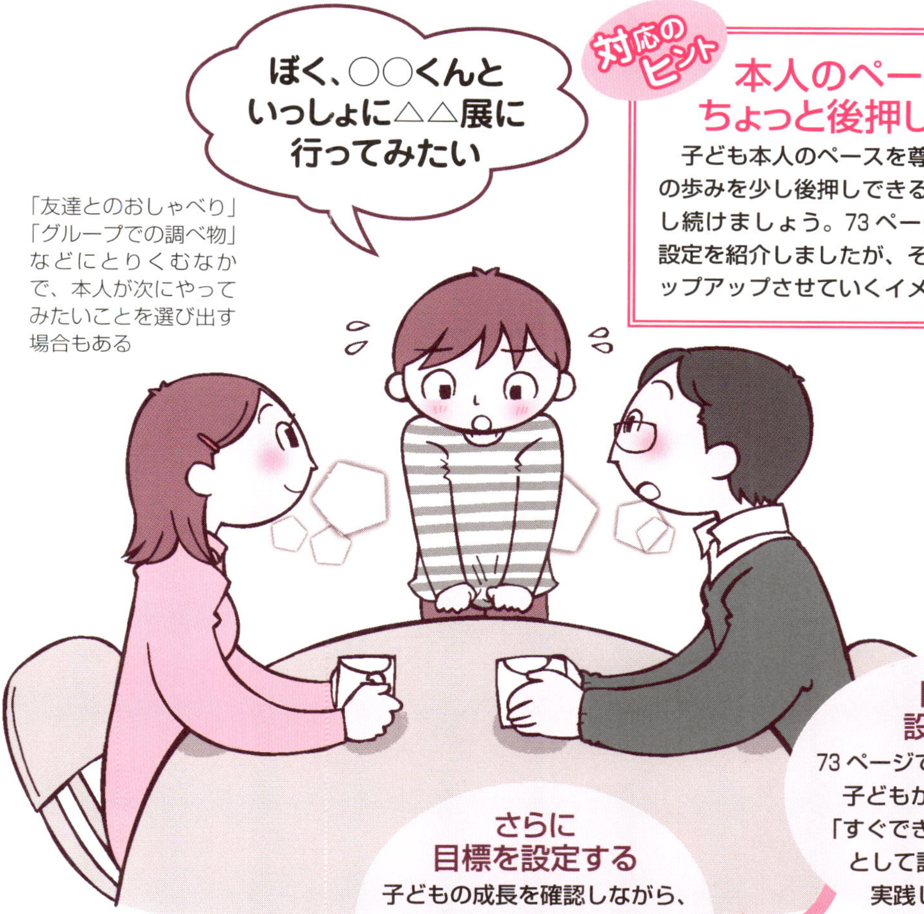

「友達とのおしゃべり」「グループでの調べ物」などにとりくむなかで、本人が次にやってみたいことを選び出す場合もある

目標を設定する

73ページで解説したように、子どもが「やりたくて」「すぐできる」ことを目標として設定。子どもが実践して成功する

さらに目標を設定する

子どもの成長を確認しながら、それまでよりも少し進んだ目標を設定。このときは「できそうなこと」が基準になる

自分で目標をみつけるように

親や先生が目標を設定し、その子の成長をうながしていくと、そのうちに本人が自分で目標を立て、自分から新しいことにとりくむようになっていく

POINT

発達障害の子の多くは、目標を調整するのが苦手。同級生やテレビの話を参考に高い目標を立て、一度失敗したらあきらめるといった、極端な行動がみられる。自分を客観視するのが苦手な子が多いので、目標の設定をサポートするのはとても重要なこと。

ケース別の対応例

5人の子の成功へのステップ

ケース① 笑われるのがつらいAくん

P10〜11参照

1 Aくんは空気を読むのが苦手で、発表形式の授業に不安を感じています。とくに国語や社会など、答え方に幅がある教科では、ポイントがつかめずに見当はずれのことを答えてしまうことがあります。

2 母親はAくんの話を聞き、彼は「意見を言うこと」が不安なのだと知りました。そこで、発表の前に家族でAくんの意見を聞いて、友達にわかってもらえる内容に整理し、文章化しました。彼はその文章を使って、発表に成功しました。

確実にできることを目標に。そうすれば笑われることは減り、自信が育つ

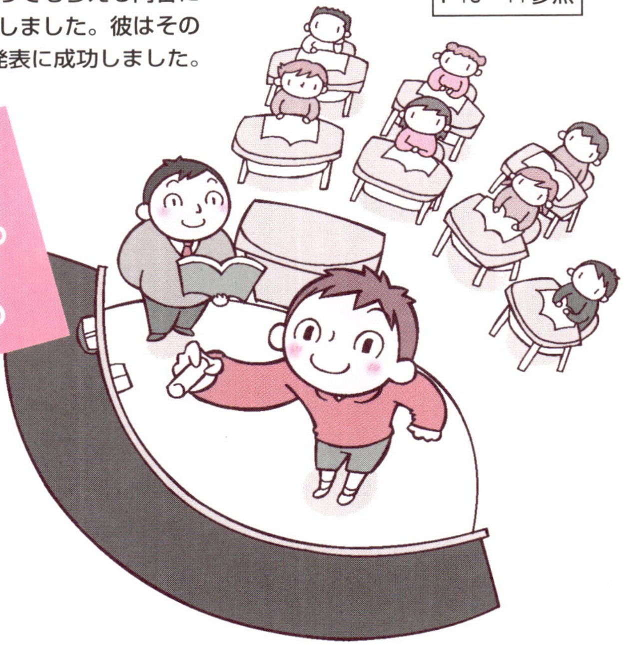

得意なタイプの問題なら、人前でも自信をもって答えられるように。その成功体験が、Aくんの生活全般への安心感につながっていった

3 母親はAくんの得意なことにも目を向けました。彼は算数などの、答えが明確な問題には自信があります。母親は「算数は得意だよね」などと声をかけ、算数の授業で答えを発表するという目標を示して、彼のチャレンジを応援しました。

ケース② 友達が減ってきたBさん

P12～13参照

話せそうな相手と少しずつ付き合うことを目標にして、Bさんの友達づくりを応援

1 Bさんはクラスで孤立して投げやりになり、「みんな大嫌い!」などと言っていました。しかし、母親が本人の話をよく聞いてみると、少しは話せる相手もいて、Bさんが友達を増やしたいとも思っていることがわかってきました。

2 母親はBさんに「友達が注意してくれるのは、あなたのことを真剣に考えているから」と話して彼女の誤解をとき、話せそうな相手との付き合い方をイメージして、Bさんに目標を示しました。

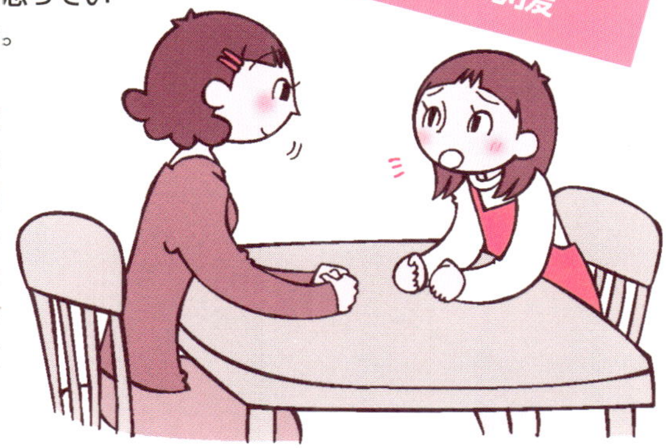

本人が「みんなうるさいだけ」などと言っていても、よく聞いてみると、面倒をみようとしてくれている友達もいたりする

ケース③ いつも心配しているCさん

P14～15参照

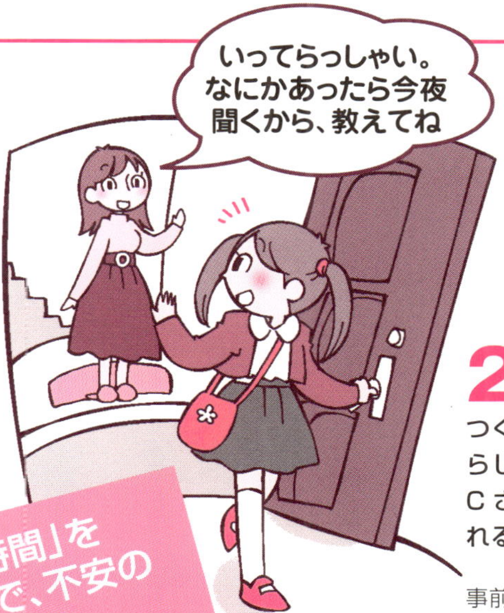
いってらっしゃい。なにかあったら今夜聞くから、教えてね

1 心配性で不安が尽きないCさん。母親は無理に励まそうとせず、対話を重ねました。CさんにはASDの特性があり、新しい活動や場所が苦手だとわかってきたので、なにごとも事前に説明するように心がけました。

2 また、じっくり悩み、考えるのは毎日10分間という決まりをつくり、彼女が心配しすぎることを減らしていくという目標を立てました。Cさんは徐々に気持ちを切り替えられるようになっていきました。

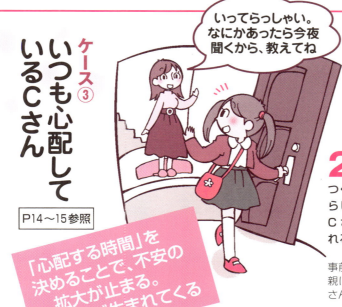

事前に説明を聞くこと、困ったら親に相談できるということが、Cさんの安心感につながっていった

「心配する時間」を決めることで、不安の拡大が止まる。安心感が生まれてくる

ケース④～⑤は次のページへ

ケース④ こだわりが強すぎるDくん

P16〜17参照

1 ASDの特性があり、持ち物の整理へのこだわりが強いDくん。母親はその考えを受け止め、最初は確認や配置を手伝っていました。しかし手伝うほどにDくんのこだわりも不安も強くなったため、対応を見直しました。

2 母親はDくんのこだわりを認めつつ、生活に支障が出るほどの行動は減らしていくことに。最終目標は「持ち物の整理を我慢すること」ですが、まずは「宿題の前に持ち物を整理するのは我慢する」という小さな目標を立て、そこから少しずつ、とりくんでいきました。

こだわりは受け止めるが、日常生活から逸脱しはじめたら対応する

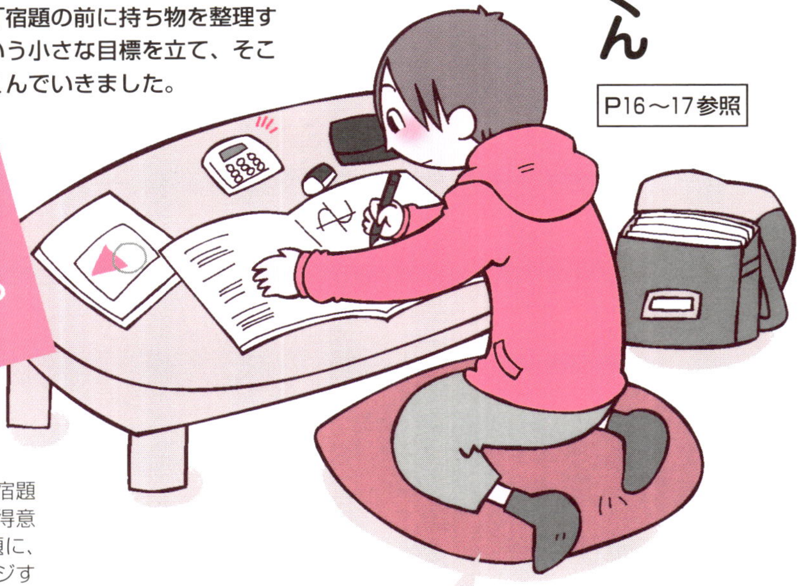

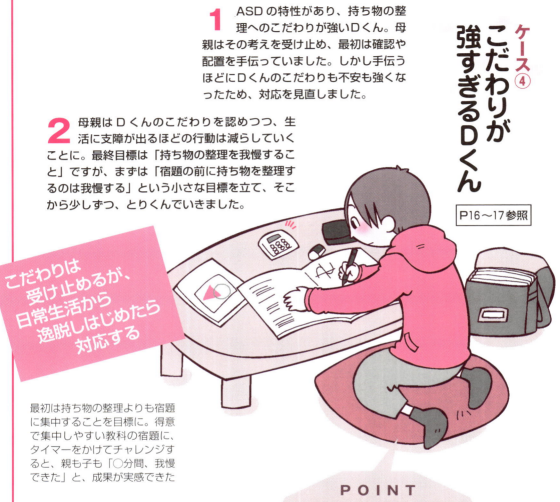

最初は持ち物の整理よりも宿題に集中することを目標に。得意で集中しやすい教科の宿題に、タイマーをかけてチャレンジすると、親も子も「○分間、我慢できた」と、成果が実感できた

3 また、確認できたものはかばんにしまうなど、再確認しなくても済む環境を整えました。Dくんは、最初は抵抗しましたが、やがて持ち物を確認しないで宿題などの活動ができるようになっていきました。

POINT

こだわりの強い子のなかには「強迫症」の状態になっている子もいる。とりくみやすい目標を立てても改善しないときは、強迫的なこだわりの可能性も考え、医師に相談を。

ケース①〜③は前のページへ

ケース⑤ 大きな音が苦手なEくん

P18～19参照

感覚的な苦痛はどんなに励ましても変わらない。それよりも道具や環境を整える

1 聴覚の過敏性があり、音楽ホールなどの音響が苦手なEくん。母親は「苦手といっても我慢できるでしょう」などと考え、音楽の行事にも無理に行かせていました。しかしEくんはやがて、「行きたくない」と泣きはじめたのです。

2 Eくんの姿をみて、母親は考えをあらためました。無理をさせるのはやめ、耳の病気などを疑って医師に相談。そこで彼に発達障害と感覚の過敏性があることがわかりました。

3 母親はEくんの苦痛を受け止め、大きな音の出る場所や行事などには、無理に参加させないようにしました。ただし、耳栓を使えば参加できるときもあるため、学校と相談のうえで、個別の配慮を受けて参加させる場合もあります。

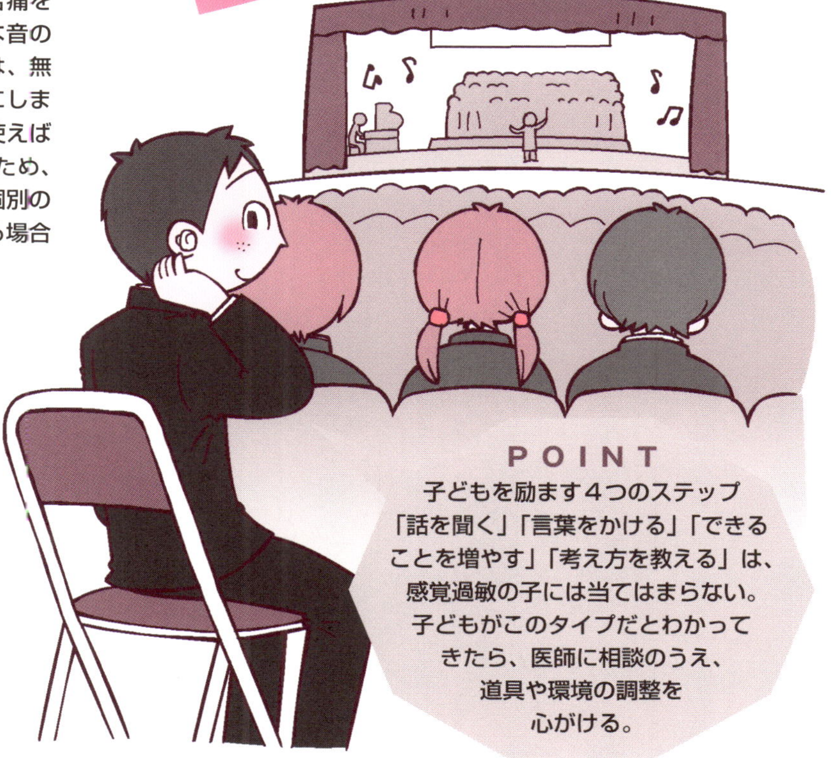

耳栓をすることで音が適度に遮断され、苦痛がやわらぐ場合もある。それで行事に参加できる場合には、学校に相談してみるのもひとつの方法に

POINT

子どもを励ます4つのステップ「話を聞く」「言葉をかける」「できることを増やす」「考え方を教える」は、感覚過敏の子には当てはまらない。子どもがこのタイプだとわかってきたら、医師に相談のうえ、道具や環境の調整を心がける。

チャレンジをあと押し

簡単なことでもとりくめたら即座にほめる

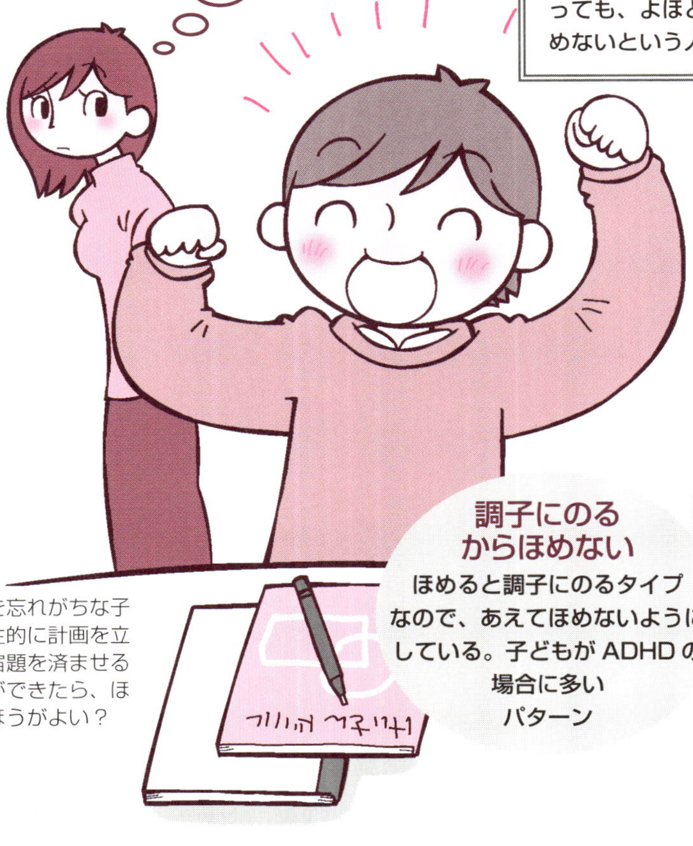
自分で宿題をしたくらいでほめていたら、成長しないよね。黙っておこう

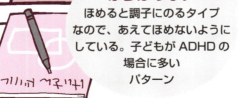

宿題を忘れがちな子が自主的に計画を立て、宿題を済ませることができたら、ほめたほうがよい？

よくあるパターン

いちいちほめないようにしている

親や先生は、子どもの失敗や言い訳など、その子が改善すべき点にどうしても目が向いてしまうもの。その陰にうまくできていることがあっても、よほどの成功でなければ、いちいちほめないという人が多いのではないでしょうか。

当たり前だからほめない

「宿題を済ませる」「部屋を片付ける」など、子どもが達成したことがあっても、誰でもできる当たり前のことはほめない

ミスが多いからほめない

子どもなりにがんばって課題にとりくんでいても、ミスが目立つときには、ほめるよりも注意をしてしまう

調子にのるからほめない

ほめると調子にのるタイプなので、あえてほめないようにしている。子どもが ADHD の場合に多いパターン

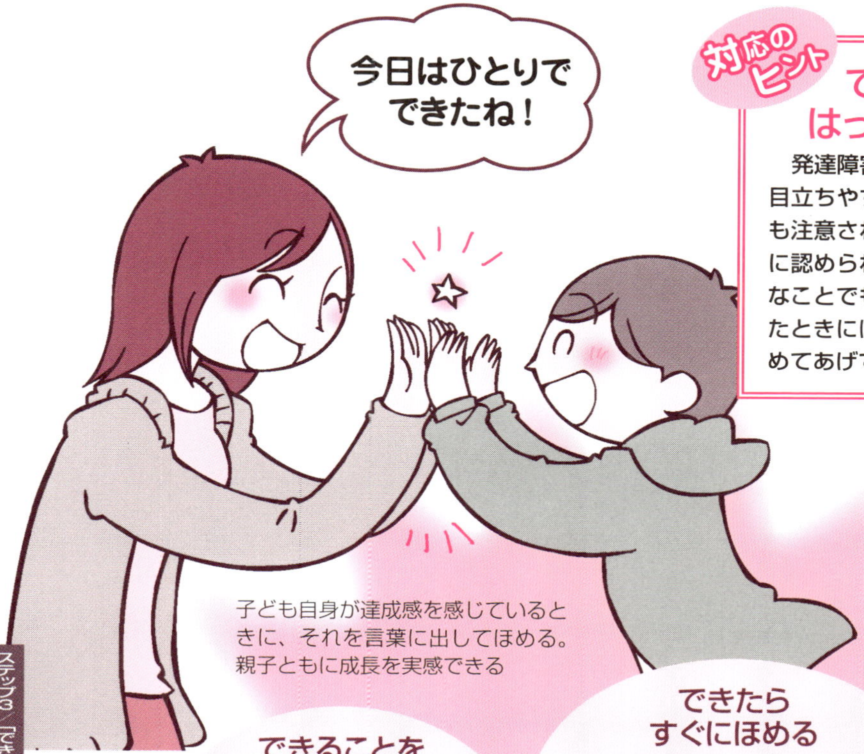

子ども自身が達成感を感じているときに、それを言葉に出してほめる。親子ともに成長を実感できる

対応のヒント

できたら即座にはっきりほめる

発達障害の子の多くは、苦手な面が目立ちやすく、親や先生、友達に何度も注意されて生活してきています。人に認められる経験がたりません。簡単なことでも、本人が自主的にとりくめたときには、すぐに具体的な言葉でほめてあげてください。

できることをやらせてほめる

勉強や生活習慣、家事など
生活に必要なことではなくても、
子どもが実践できていることが
あれば積極的にほめる。
趣味や遊びの成果も
ほめてよい

できたらすぐにほめる

子どもがなにかを達成したら、
その場ですぐにほめる。
誰でもできることでも、その子に
とって進歩といえるなら、
ほめたほうがよい

楽しめたことをほめる

不安で消極的になっている子の
場合には、結果はどうあれ、
その子が楽しく活動できていたら、
そのとりくみ方を
ほめる

できていなくてもほめる

完璧でなくても失敗しても、
自主的にとりくんだことをほめる。
準備や工夫、成果を具体的に
言葉に出してほめると、
本人が成長を実感
できてよい

チャレンジをあと押し

子どものよいところを3つ探してほめる

よくあるパターン

謙遜して、ひかえめにほめる

いつも失敗が目立つ子の場合、うまくできたことがあっても、親が謙遜して積極的にほめないという例がみられます。ほかの人がほめてくれても、やはり謙遜してしまい、言葉を素直に受け取れません。しかし、その対応が子どもの自信の弱さにつながります。

せっかく人がほめてくれたのに、否定的な反応をしてしまう。子どもがその様子をみて、評価されていないと感じる場合もある

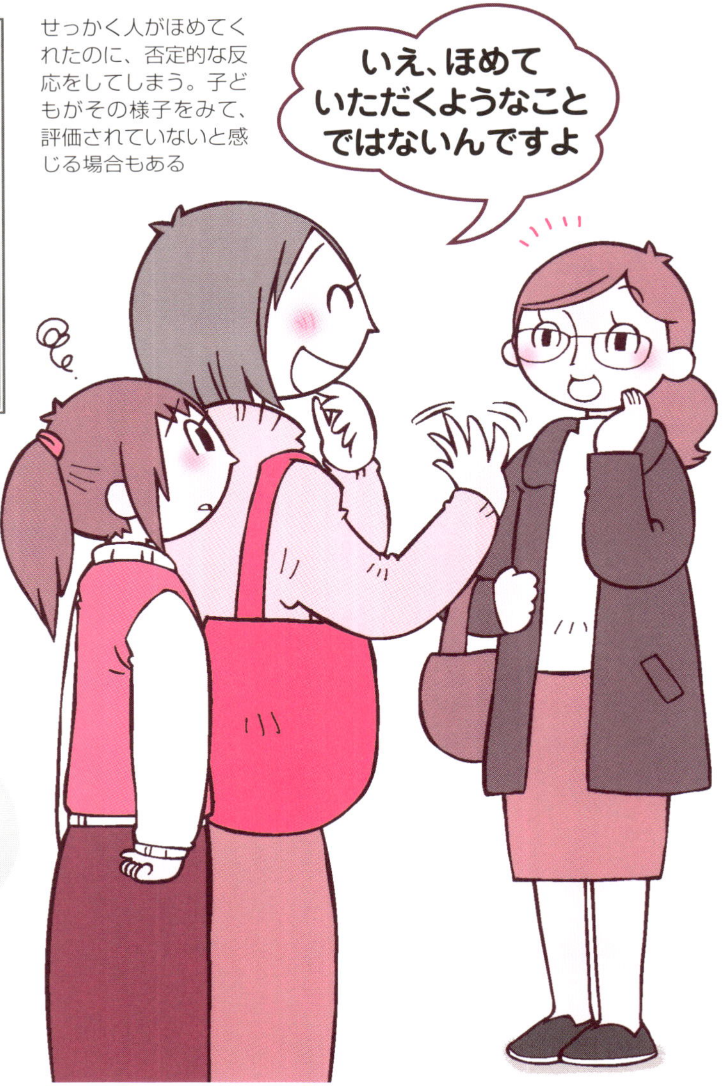
いえ、ほめていただくようなことではないんですよ

ひかえめにほめる

子どもがなにかを達成しても「できないことも多いから」などと考え、ひかえめなほめ方になってしまう

ほめられても謙遜する

外で子どもがほめられても、「日頃迷惑をかけているから」などと考え、謙遜して話をそらしてしまう

対応のヒント

恥ずかしがらずに勢いよくほめる

目をみはるような成果が出ていなくても、子どもをほめてください。子どもがチャレンジしたときには、よいところを３つ探してテンポよく言葉に出すようにしましょう。小さなことでも恥ずかしがらずに声を出して。その声が子どもの自信を育てます。

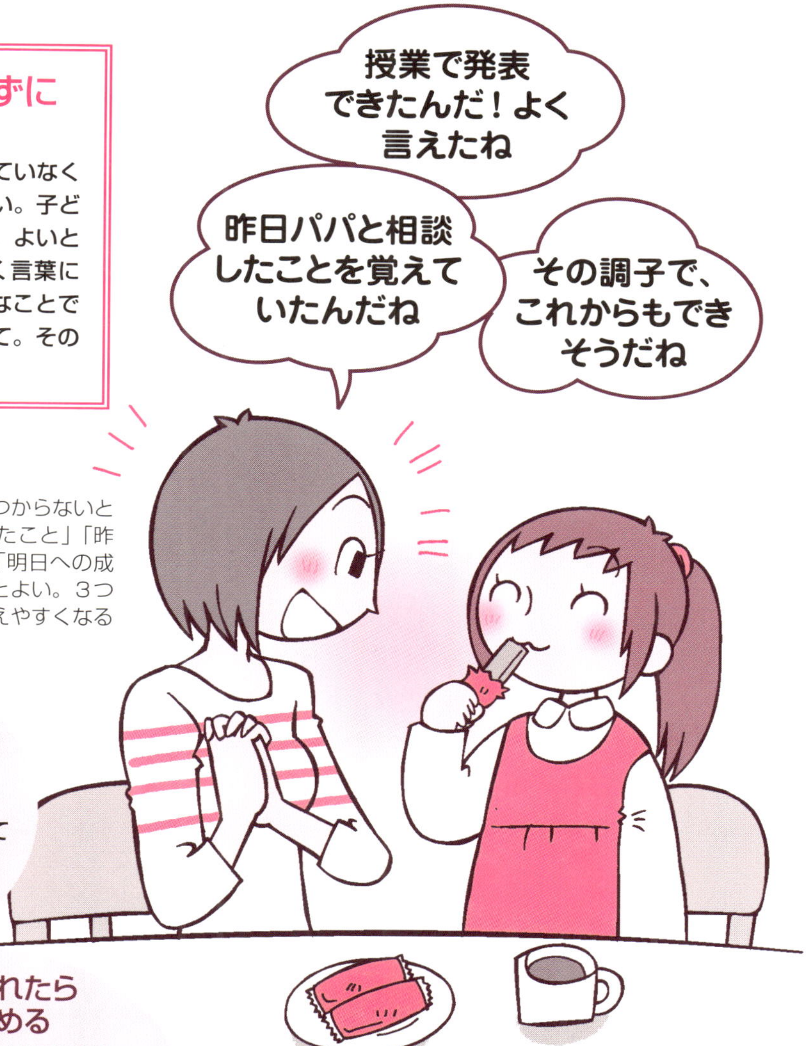
授業で発表できたんだ！よく言えたね
昨日パパと相談したことを覚えていたんだね
その調子で、これからもできそうだね

ほめることがみつからないときは「今日できたこと」「昨日までの努力」「明日への成長」を意識するとよい。３つのポイントを考えやすくなる

よいところを3つほめる

小さなことでもよいので、子どもがよくできたところを３つ探し、それぞれ言葉に出してほめる。ほめるほどでもないことを、あえてほめるのがポイント

外でほめられたら家でもほめる

学校や地域で子どもがほめられ、本人が家でそのことを話したときには、家でももう一度ほめる。反対に、先生が家でのことを聞いてほめるのもよい

書いて記録するのもよい

できたことを書いたり写真に撮ったりして記録するのもよい。発達障害の子は、文字や写真でみたほうが内容が頭に残りやすい場合もある

COLUMN

子どもをほめることに本当に効果はある？

行動療法を参考にしてとりくんでいく

簡単なことをわざわざほめても、子どもの成長にはつながらないと感じるかもしれませんが、ほめることには確かな意味があります。

精神医学や心理学では、生活にかたよりが生じてしまった人に対して「行動療法」という行動面の治療をおこなうことがあります。

人が望ましい行動をしたときに評価すれば、その行動が増え、その人の生活は望ましい方向に調整されていくというのが、行動療法の考え方のひとつです。子どもをほめることにも、この考え方が基本的には当てはまります。

子どもが本人なりにがんばったときにほめれば、その子は自分の行動に自信をもち、次のステップへ進んでいけます。どんなに簡単なことでも、その子にとっては自信の種になるのです。

望ましい行動。たとえば子どもの丁寧な発言
↓
その行動をほめる。大げさにほめなくてもよい
↓
望ましい行動が増える。発言が丁寧になっていく

望ましくない行動。たとえば子どもの悪口雑言
↓
下手に反応すると悪化する場合があるので、反応しない
↓
望ましくない行動が減る。違う話し方をしはじめる

行動療法
人の行動面を調整することで、生活を改善していくという治療法。発達障害には、行動療法をもとにした「応用行動分析」という手法が活用される。

ステップ4

自分を励ます「考え方」を教えていく

子どもがそれなりに自信をもち、
課題にとりくめるようになってきたら、
また失敗しても立ち直れるように、
自分自身を励ますための「考え方」を教えましょう。
小学校高学年から中学生くらいになれば、
考えを切り替えられるようになっていきます。

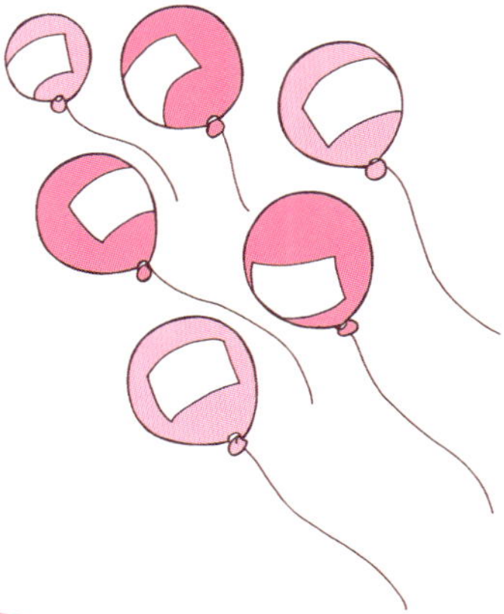

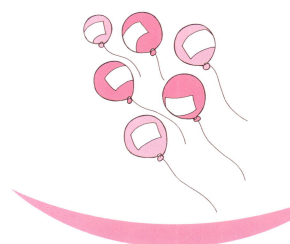

子どもを励ます

ステップ4

最後には自分で自分を励ませるように

考えを切り替えるためのサポートをする

子どもはさまざまな目標にチャレンジし、成功や失敗を体験しながら育っていきます。それを励まし、支えていくわけです。

幼い頃には親や先生が目標を設定し、励ますことが欠かせませんが、小学校高学年から中学生くらいになると、子どもが自分で目標を立てたり、失敗を乗り越えたりすることも出てきます。

その頃には、子どもにさまざまな考え方を教えましょう。考えが柔軟になり、ストレスや不安、失敗をその子なりに受け止められれば、「またがんばろう」と自分を励ましながらチャレンジできるようになっていきます。

成長は一進一退

子どもの成長は、階段を上るように一直線に進んでいくものではありません。三歩進んで二歩下がるようなイメージで、行きつ戻りつしながら少しずつ歩んでいきます。戻ってしまったときに、「またがんばろう」と思えることが大切です。

できる日もあれば

子どもを励まし続けていれば、それまで失敗していたことが、できるようになる日もある。親や先生はそれをゴールだと思ってしまいがちだが、一度で習得できるとはかぎらない。たまたまできたという場合もある

できない日もある

一生懸命やってもできない日もある。また、一度できたことが、できなくなることもある。子どものコンディションやそのときどきの環境によって、結果は変わる。しかしまたできるようになる日もくる

子どもはできたりできなかったりをくり返しながら、少しずつ成長していく

さまざまな考え方を教える

何度も失敗してきた子には「絶対、無理」などと否定的に考える習慣が身についている場合があります。そういう子には、さまざまな考え方を教えましょう。ストレスや不安、失敗の受け止め方を伝えることで、子どもの考えが柔軟になり、不安にとらわれにくくなります。

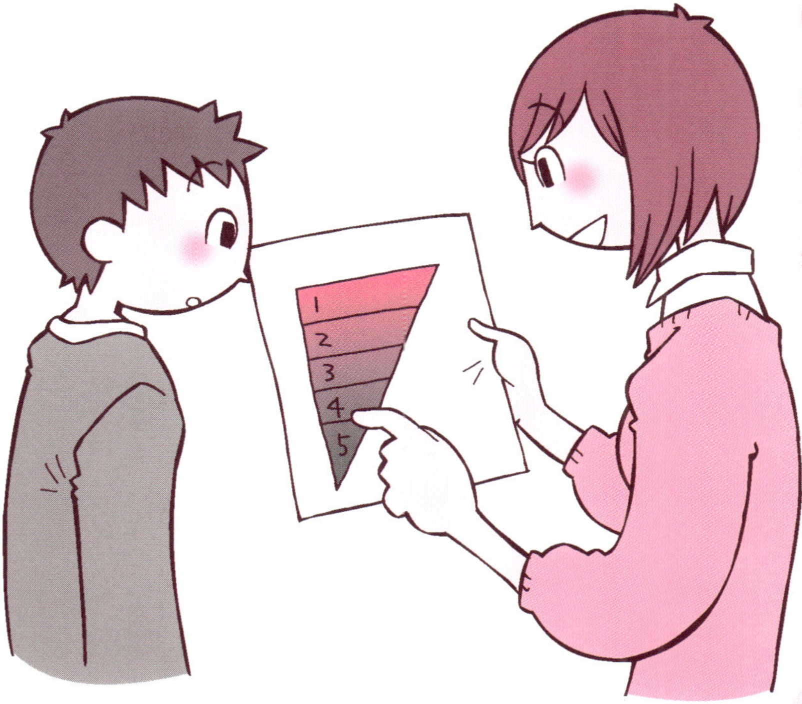

表を使って不安には強弱があることを教えると、子どもが多少の不安はやりすごせるようになる（91ページ参照）

子どもを励まし続ける

一進一退の成長に合わせて、ステップ1～3（23ページ参照）を行ったりきたりしながら励まし続ける

5つの考え方を教える

子どもが小学校高学年から中学生くらいになったら、さまざまな考え方を教えていくのもよい（88～97ページ参照）

子どもが自分を励ませるように

失敗しても悩みすぎず、柔軟に考えられるようになっていく。自分を励ますようにして、再チャレンジできる

子どもが「知っている」と言っても丁寧に教えていく

「なにごともポジティブに」などの考え方を、子どもが表面的には理解している場合もあります。それが望ましい考え方だと、わかってはいるのです。

そのような子は、考え方を教えても「知っている」と答え、話を聞こうとしないことがあります。しかし、知っていることと、できることは違います。

子どもが「知っている」と言っても、この章で紹介している具体的な方法を説明し、実践させてみてください。実際に考えを切り替える体験ができるので、子どもの意識も変わっていきます。

考え方を教える①
自分自身への思いやり

「結果にとらわれない考え方」を教える

つらいのは当然

失敗したときには、つらくなるのが当然。それは悪いことではないが、結果を気にしすぎず、自分自身を思いやり、励ませるようになりたい

対応のヒント　失敗しても気にしすぎないように

発達障害の子はさまざまな目標に向き合っていきます。その一つひとつを重く受け止めていると、不安や悩みが深まることもあります。「結果を気にしすぎない」という考え方を教えるのもよいでしょう。

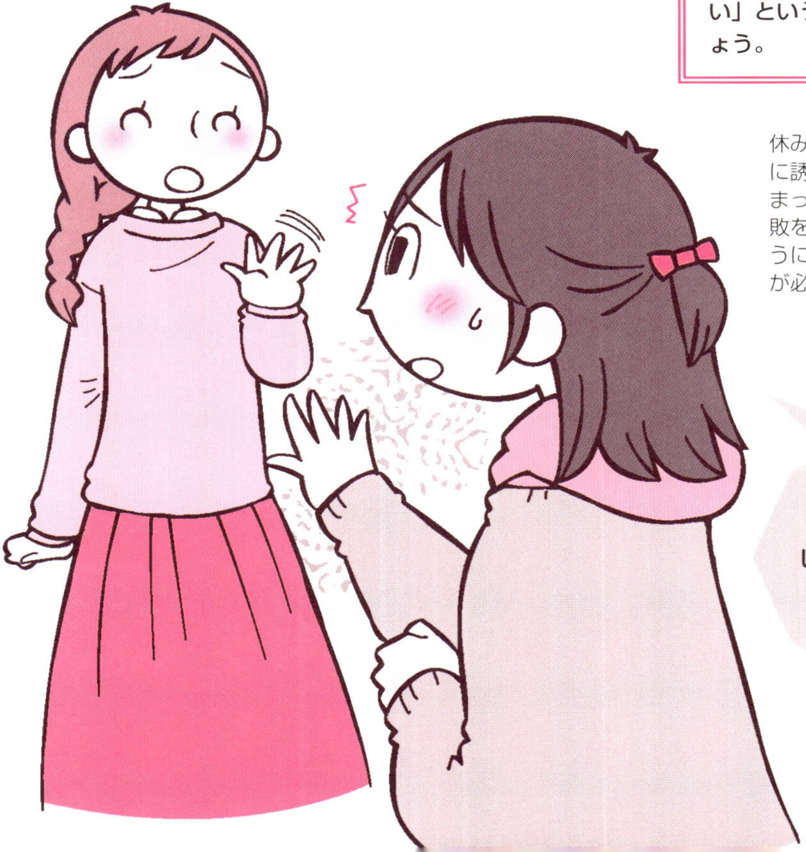

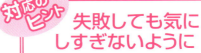

休み時間に友達を遊びに誘って、断られてしまったときに、その失敗を気にしすぎないようにしたい。切り替えが必要になってくる

POINT

うまくいかないときに落ちこむのは仕方がない。しかし、その気持ちを引きずりすぎないようにしたい。そのために切り替え方を教えていく

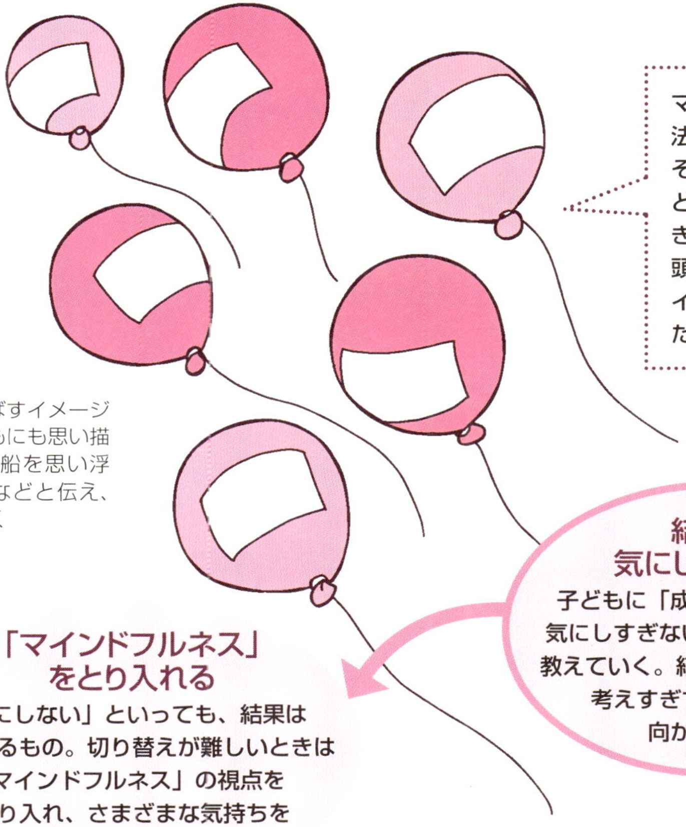

マインドフルネスの簡単な方法。子どもが風船の絵を描き、そこに「うれしい」「不安」など、本人が感じていることを書き入れていく。そして目を閉じ、頭の中でその風船を空に飛ばすイメージを思い浮かべる。それだけで気持ちがすっきりする

風船を飛ばすイメージは、子どもにも思い描ける。「風船を思い浮かべて」などと伝え、教えていく

結果を気にしすぎない

子どもに「成功や失敗をあまり気にしすぎない」という考え方を教えていく。結果を受け止めたら、考えすぎずに次の目標に向かうように

考え方

「マインドフルネス」をとり入れる

「気にしない」といっても、結果は気になるもの。切り替えが難しいときは「マインドフルネス」の視点をとり入れ、さまざまな気持ちを手放す練習をする

親も先生もうまく励ませなくてもOK

親や先生も、子どもをうまく励ませないことがあるでしょう。元気づけるつもりだったのに、話の流れで叱ってしまったということも、あると思います。

励まし方には、正解がありません。よく考えて言葉をかけても、うまくいかないこともあります。大人も結果にとらわれず、次に目を向けることが大切です。

大人もマインドフルネスの視点をとり入れて、悩みや迷いを解消しましょう。

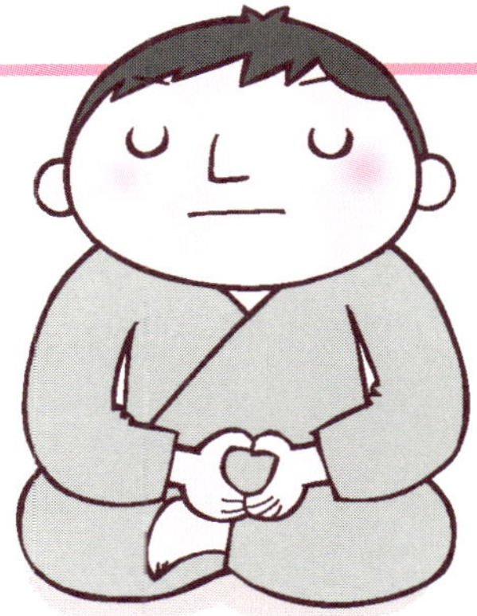

マインドフルネスの方法のなかには座禅を組み、じっくりとりくむというものもある。大人はさまざまな手法を活用できる

※ マインドフルネスについてくわしく知りたい方は有光興記監修『図解 マインドフルネス瞑想がよくわかる本』（講談社）もご覧ください

考え方を教える②
ストレスへの対処

ストレスの受け止め方を伝える

子どもが緊張しているときに様子をみたり、体にふれたりして、体の反応を確認する。サインは子どもによって違う

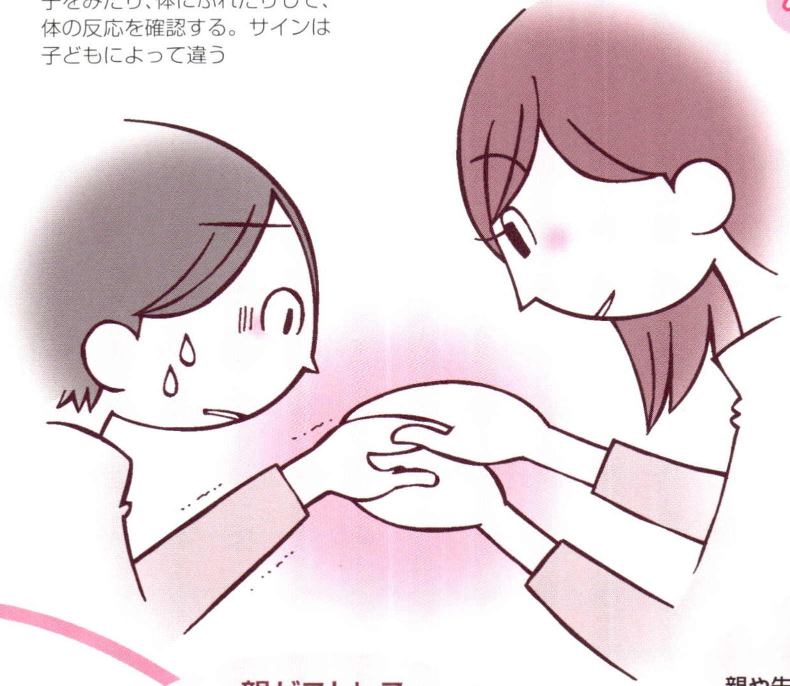

対応のヒント

ストレスに気づけるように教える

子どもは不安や緊張を感じると「もうダメだ」と全否定的に考えてしまうことがあります。しかし不安や緊張には強さがあります。手足のふるえや腹痛などの体の反応で「ストレスの強さを確かめる」という考え方を教えましょう。子どもが不安や緊張を過度におそれなくなります。

子どもが努力家で無理をしやすい

親や先生がほどほどの目標を示しても、子どもが努力家で、それ以上にがんばろうとしてしまう。不安や緊張が高まりやすい

親がストレスサインを確認する

子どもが無理をしてストレスが高まると、体に反応が出ることが多い。親がそのようなストレスサインを確認しておく

代表的なストレスサインは本などにも書いてあるが、表現が難しい場合もあり、そのまま伝えても子どもが実感できないことがある。子どもにもわかりやすい表現に言い換えて伝えるとよい。

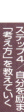

●呼吸が荒くなる → ●ゼーゼーする、息が苦しくなる
●動悸が激しくなる → ●ドキドキする
●足がふるえる → ●足がガクガクする

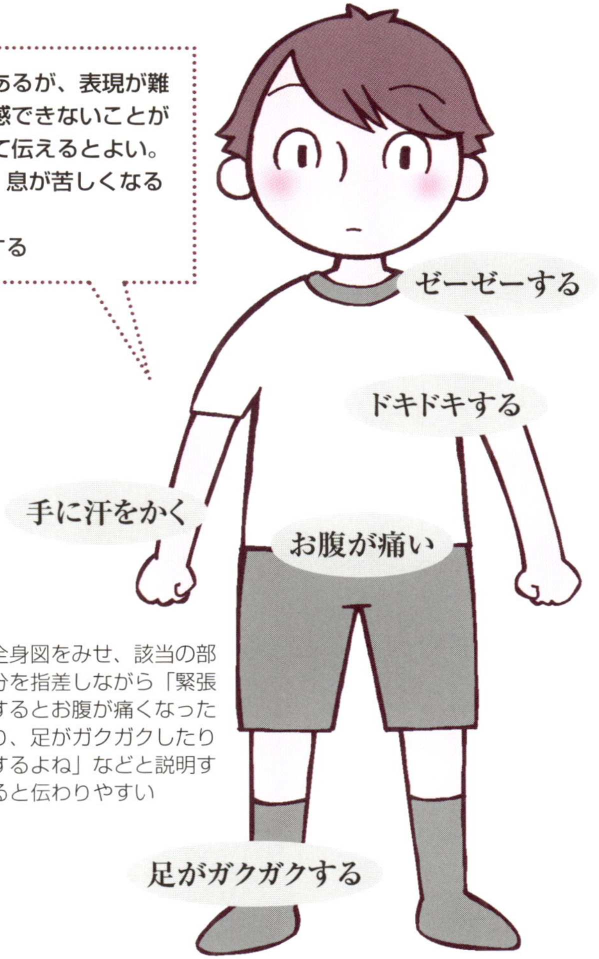

全身図をみせ、該当の部分を指差しながら「緊張するとお腹が痛くなったり、足がガクガクしたりするよね」などと説明すると伝わりやすい

数字を書き、色分けした表をみせて「1はお腹がちょっと痛い」「2は我慢できる痛さ」「3は保健室に行く痛さ」「4は学校を休む痛さ」「5は救急車を呼ぶくらいにめちゃくちゃ痛い」などと、サインの強さを具体的に考えていく。

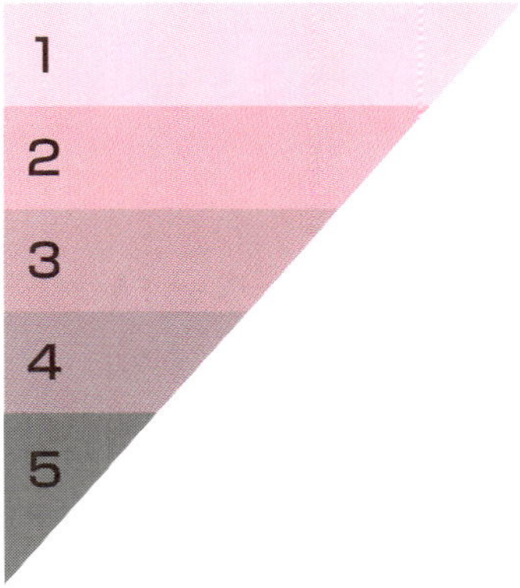

ストレスの強さを自分で確かめる

「ドキドキする」などのストレスサインを子どもといっしょに確認。それを確かめれば、ストレスの強さがわかるという考え方を教えていく

考え方

表も使ってわかりやすく

「ドキドキ」の強弱を、表などを使って説明すると、子どもにわかりやすくなる。数字や色を活用するとよい

考え方を教える③
強すぎる不安への対処

前向きなキーワードで切り替える

不安で
たまらないときがある

親や先生に励ましてもらい、元気になってきた子にも、不安でたまらなくなるときがある。苦手なことではどうしても緊張してしまう

対応のヒント

キーワードで気持ちを切り替える

小さな目標を達成できるようになってきた子には「大丈夫」「できるよ」といった前向きな言葉が伝わるようになっていきます。そのような「ポジティブなキーワードを使う」ことで、不安な気持ちを切り替えるという考え方も、教えましょう。

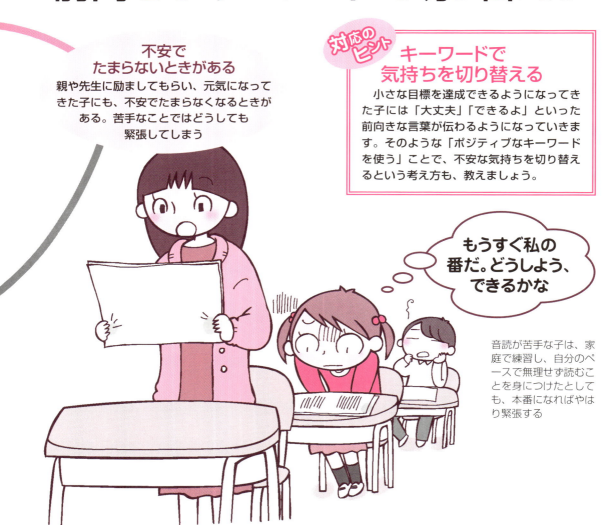

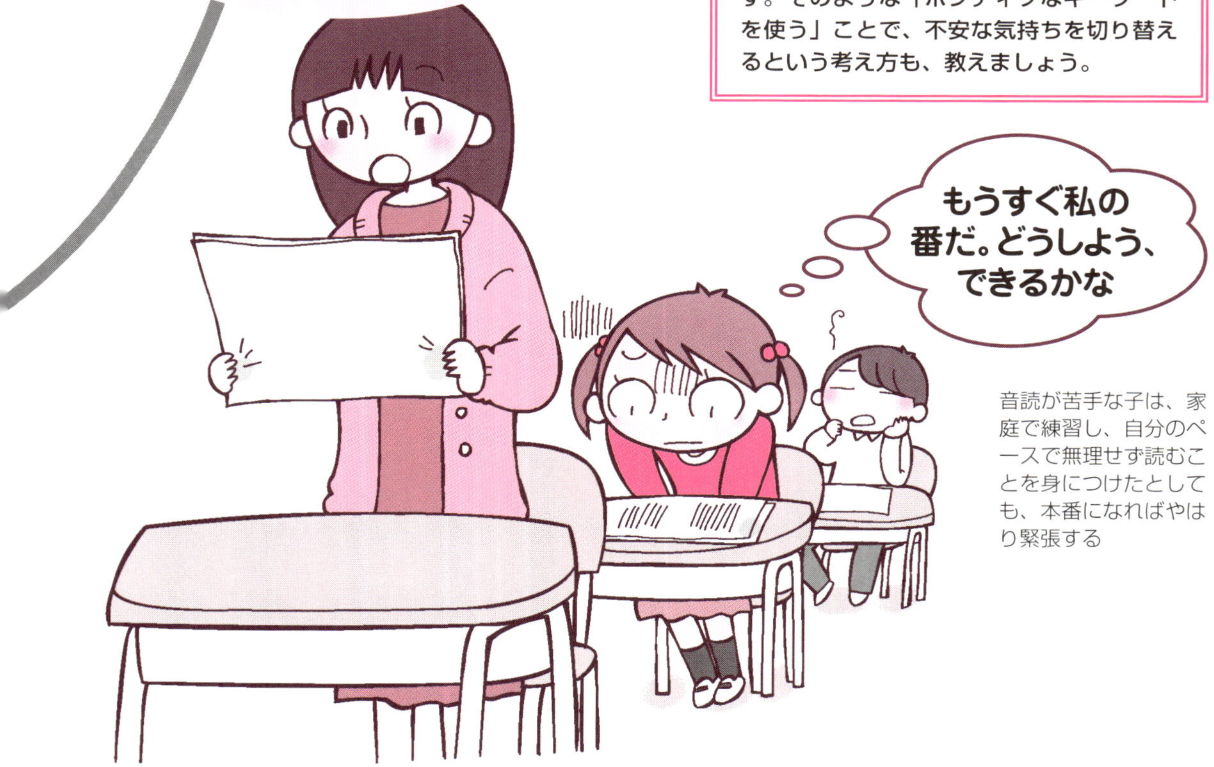

音読が苦手な子は、家庭で練習し、自分のペースで無理せず読むことを身につけたとしても、本番になればやはり緊張する

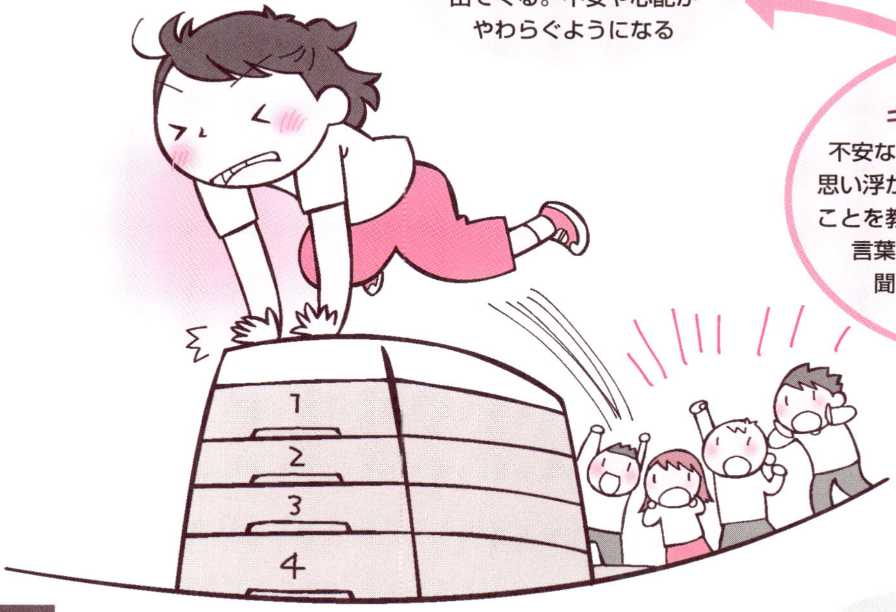

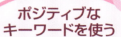

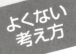

「落ち着いて、冷静に」などと心のなかでとなえてから、とび箱にチャレンジ。緊張がやわらいで体も軽くなる

考え方

ポジティブなキーワードを使う

不安なときにポジティブな言葉を思い浮かべると、気持ちが軽くなることを教える。子どもによって好む言葉は違うので、本人の話を聞きながらキーワードをいっしょに考える

こんなセリフで
- 大丈夫
- 落ち着いて
- できる
- うまくいく

不安や心配がやわらぐように

すぐに実践できる子は少ないが、キーワードを決めておくと、不安に対処できることも出てくる。不安や心配がやわらぐようになる

よくない考え方

ネガティブなキーワードを使う

「不安なんて消えろ」「こんなこと考えちゃダメだ」などのネガティブな言葉で不安を乗り越えようとすると、自分を責めるような気持ちになってしまう

悪影響が出る場合も

キーワードの影響で、子どもが自分をダメだと感じてしまったり、「消えろ」「ダメ」などの言葉を友達に対して言ってしまったりする

考え方を教える④
失敗の乗り越え方

やってみて結果を確かめていく

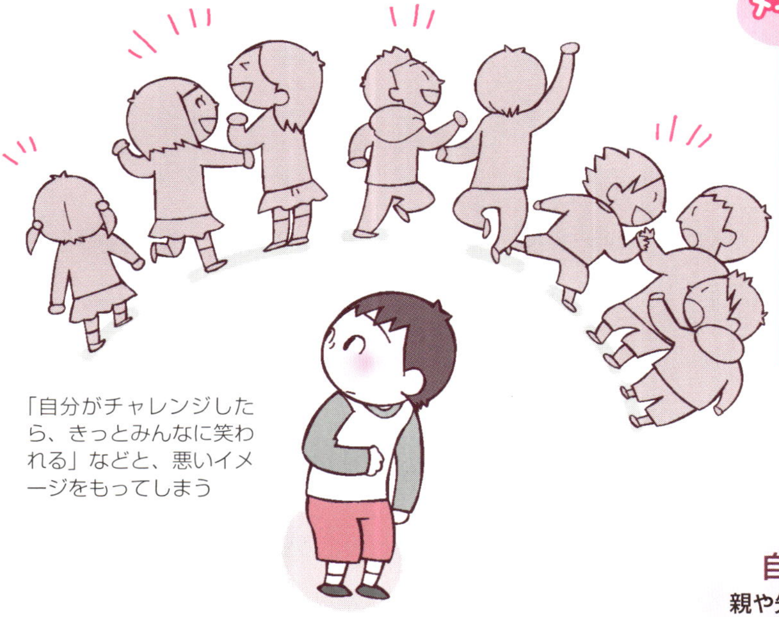

「自分がチャレンジしたら、きっとみんなに笑われる」などと、悪いイメージをもってしまう

対応のヒント

試してみるとそれほど悪くない

失敗を引きずるタイプの子には実際に「やってみて結果を確かめる」という考え方を伝えましょう。実践をさけると、いろいろと悩んで不安になります。それを防ぐためには目標を示し、チャレンジをうながすことが有効です。

自己評価が落ちやすい

親や先生、友達から注意されやすい発達障害の子は、本人も自分に厳しくなりがち。自己評価が落ちやすくなる

なにごとにも不安を感じやすい

先生や友達の反応、学校の成績などを予想して、実践する前から悪い結果をイメージするクセがついている。チャレンジできない

必ずしも失敗したり、先生に注意されたりするわけではないということに気づく。自分ではなく、他の子が注意されることもある

「まずはいつもの班で意見を言ってみる」など、できそうな目標を示し、とにかく実践してみるようにうながす。そして先生や友達の反応がどうだったか、子どもにあとで聞いてみる。それほど悪くないという結果が出る

実際にやってみると、自分にもできていることがあると気づく。成功に目を向けることの重要性を実感できる

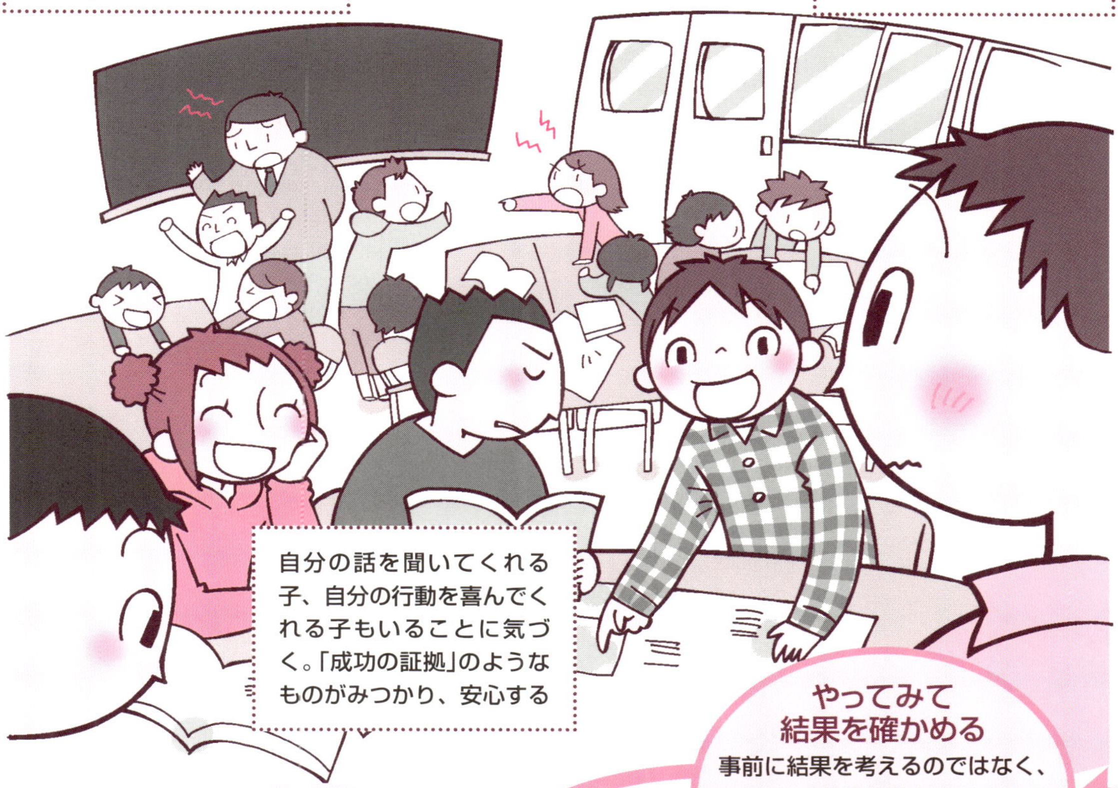

自分の話を聞いてくれる子、自分の行動を喜んでくれる子もいることに気づく。「成功の証拠」のようなものがみつかり、安心する

やってみて結果を確かめる

事前に結果を考えるのではなく、やってみて結果を確かめるように。先生や友達の反応、成績などは思っていたほど悪くはないことが確認できる

考え方

考え方が変わっていく

実際に結果をみることで、「自分はそんなに悪くない」と考えられるようになっていく。考え方が合理的になり、少し自信がつく

考え方を教える⑤
ポジティブシンキング

「誰とならうまくいく?」と考えてみる

残念なエピソードを例にして

「たとえばこんな出来事があったら」という形で、うまくいかない例を子どもに説明する。その子が実際に失敗した話ではなく、たとえ話にする

エピソードの例

- 回転寿司店で、いちばん好きな寿司を隣の人にとられてしまったら
- サッカーで最高のパスを出したのに、仲間がうまく受けてくれなかったら
- 家族でテーマパークに行く日に、台風がきて大雨が降ったら

対応のヒント　たとえ話で練習してみる

自己否定的な子には、まずたとえ話で「ポジティブな考え方を探す」練習を。そしてそれを「実生活にも当てはめて考える」ことを教えましょう。どんなに残念なエピソードにもよい面があることがわかれば、子どもは自分の生活にもよい面があることに気づけるようになっていきます。

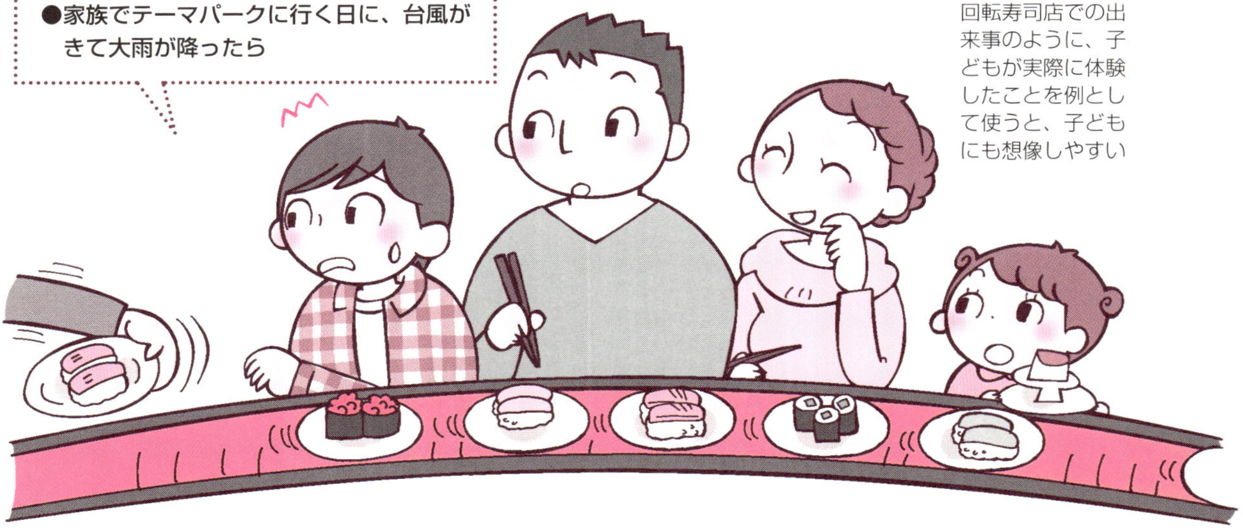

回転寿司店での出来事のように、子どもが実際に体験したことを例として使うと、子どもにも想像しやすい

ポジティブな考え方を5つみつける
- そのうちまた回ってくる。いつかは食べられる
- ほかの人も食べたがるくらい人気の寿司だとわかった
- 職人さんに頼んで、できたてを食べればいい
- ほかにもおいしい寿司ネタはたくさんある
- なにがくるかわからないのも、回転寿司のおもしろさ

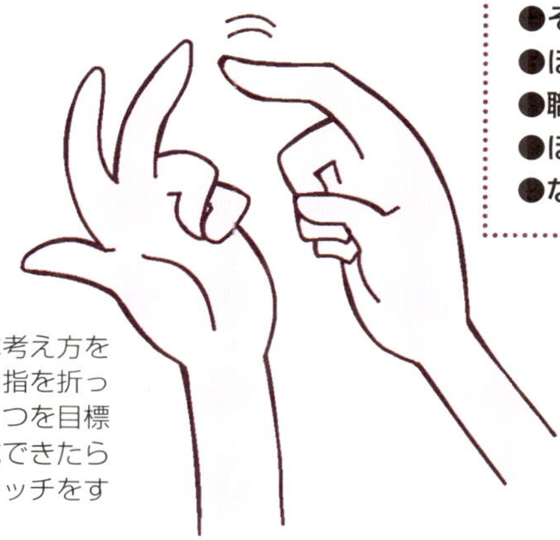

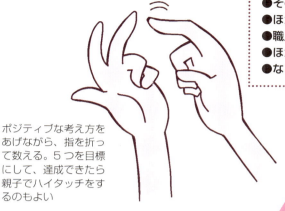

ポジティブな考え方をあげながら、指を折って数える。５つを目標にして、達成できたら親子でハイタッチをするのもよい

ポジティブな考え方を探す

残念なエピソードをポジティブにとらえ直すためにはどう考えればよいか、子どもに聞く。ひとつを探すのは簡単。5つみつけることを課題にする

考え方

実生活にも当てはめて考える

失敗して気になっていることでも、ポジティブなとらえ方ができるかどうか、考えてみる。「友達に無視された」としても、「昨日は話した」「別の子とは話している」など、明るい面がみえてくる

考え方

ポジティブな行動をサポートする

子どもがポジティブな考え方を思いつくようになってきたら、環境面の配慮を検討したうえで「○○くんと話す」などの目標を立て、実践をサポートしていく

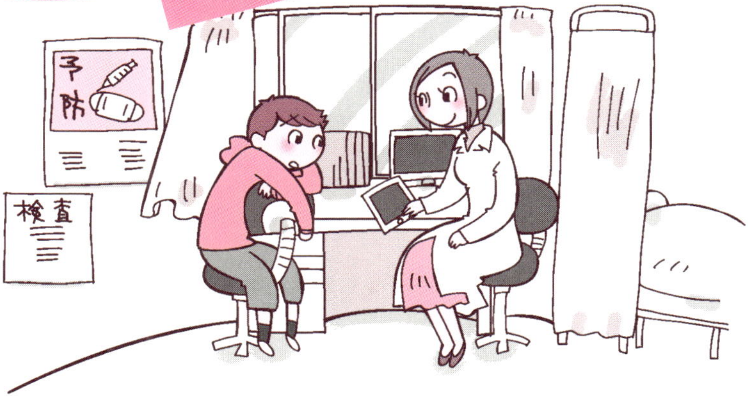

「保健室で休んでしまった」と考えるのではなく、「ひとりで悩まず、保健の先生に相談できた」など、ポジティブにとらえ直す

COLUMN

思考トレーニングは子どもにもできるのか

中学生くらいになれば できるように

ステップ４では、子どもに「考え方」を教える方法を紹介しました。親子でとりくめるように、簡単なやり方にアレンジしてありますが、これは一種の思考トレーニングです。幼い子は、そこまで深く考えられない場合もあります。

「考え方」をとり入れるのは、子どもが小学校高学年から中学生くらいになり、自分の行動や気持ちについて、ある程度考えられるようになってからにしましょう。

また、①～⑤の考え方には、子どもに合うもの・合わないものがあります。すべてを実践する必要はありません。5つのなかから子どもに合うものを探して、できる範囲で使ってみてください。

幼児期からとり入れられる励まし方の基本

ステップ1

ステップ2

ステップ3

↓

小学校高学年から「考え方」もとり入れて

ステップ4

ステップ１～３は幼児期以降、いつでも活用できるが、ステップ４が役立つのは、子どもの考える力がある程度育ってきてから。小学校高学年を目安にじっくりとりくんでいく。

■監修者プロフィール

有光 興記（ありみつ・こうき）

1971年兵庫県生まれ。関西学院大学文学部総合心理科学科教授。博士（心理学）、臨床心理士。カウンセリングや認知行動療法、マインドフルネスをベースに、発達障害の子へのソーシャルスキルトレーニングを実践している。その成果をまとめた既刊『発達障害の子のコミュニケーション・トレーニング』『発達障害の子の「イライラ」コントロール術』（どちらも講談社刊）が好評。

■参考資料

有光興記著『「あがり」は味方にできる』（メディアファクトリー）

有光興記監修『発達障害の子のコミュニケーション・トレーニング』（講談社）

ドーン・ヒューブナー著、ボニー・マシューズ絵、上田勢子訳『だいじょうぶ 自分でできる心配の追いはらい方ワークブック』（明石書店）

クレア・A・B・フリーランド／ジャクリーン・B・トーナー著、ジャネット・マクドネル絵、上田勢子訳『だいじょうぶ 自分でできる失敗の乗りこえ方ワークブック』（明石書店）

●編集協力　オフィス201（石川 智）
●カバーデザイン　岡本歌織（next door design）
●カバーイラスト　山本重也
●本文デザイン　勝木デザイン
●本文イラスト　めやお

健康ライブラリー

発《はっ》達《たつ》障《しょう》害《がい》の子《こ》の
「励《はげ》まし方《かた》」がわかる本《ほん》

2018年1月30日 第1刷発行

監 修　有光興記（ありみつ・こうき）
発行者　鈴木 哲
発行所　株式会社講談社
東京都文京区音羽二丁目12-21
郵便番号　112-8001
電話番号　編集　03-5395-3560
販売　03-5395-4415
業務　03-5395-3615
印刷所　凸版印刷株式会社
製本所　株式会社若林製本工場
N.D.C. 378　98p　21cm

ISBN978-4-06-259866-8